長崎発★東洋医学医師　田中保郎の挑戦は続く！

「病名医療」で漢方薬は使うな⁉

山中伊知郎　著

目次

長崎発★東洋医学医師　田中保郎の挑戦は続く！
「病名医療」で漢方薬は使うな!?

序章

「西洋医学で漢方薬ば使うのは、野球のボールでテニスするようなもんたい」

「東洋医学ば、知ってほしか」

「みんな、漢方薬の使い方ば、よくわかってなか。わからんモンは使い切らん」

いきなり憤る、白髪の、長崎弁丸出しのオジサンがいる。

彼が「漢方薬」のこと、「東洋医学」のことを語り出すと、もはや他人が止めるのは難しい。

彼が憤っていたタネが、2017年9月14日号、21日号の『週刊新潮』での特集記事『「漢方」の大嘘』だった。

そこには、漢方薬の最大手メーカー・ツムラが、漢方に詳しくない、西洋医学だけしか学んでこなかった医師たちに漢方薬の利用を推奨し、その結果、ツムラは大儲けした半面、医療の現場では、とんでもない「漢方副作用事故」が起きている実態がレポートされていた。

「確かにツムラも悪か。けど、それに乗っかって漢方薬使いまくった医者の方もおかしか」

さらに、その『週刊新潮』の記事が、いかにも漢方薬には危険な副作用があるから注意しよう、と煽っているのが、彼は気に入らなかった。

「牛乳やソバでも、アレルギーになる人はおると。人間は一人一人、体質ば違う。副作用の出方も違う。それを考えんで、この漢方薬はこんな副作用があるから危険と一まとめに括るのは、どうも納得しきらん」

そして、こう結論付けた。

「要するに、西洋医学の考え方で漢方薬ば使うのは、野球のボールでテニスするようなもんたい。野球のボールを使うなら、野球をせんといかん」

硬い野球ボールでテニスしたら、ラケットだって壊れるし、ネットも穴が開くかもしれない。選手も当たってケガするかもしれない。

彼はときどき、こんな妙な「たとえ」を思い付く。

「東洋医学のもとで使って、初めて漢方薬は本来の効果ば発揮する。だから、みんなに、もっと東洋医学と漢方薬について、知ってもらわんと」

力強く言い放ったその「彼」とは、御年75歳、長崎県諫早市在住の医師・田中保郎。

まさに彼は今、さらなる東洋医学普及のために立ち上がったのだ。

「オイの治療実績はイチローの打率と変わらん」

東洋医学医師・田中保郎と初めて会ったのは、２０１２年の春だった。

知り合いの、渡辺鉄夫という人物から、

「長崎に、『人間の心は脳にはなくて、腸にある』と唱えている医者がいる」

と聞かされ、その常識ハズレの理論に惹かれて、わざわざ会いに行くことにしたのだ。

この当時、まだ今ほど腸の大切さは世の中に認知されておらず、「人は腸で考えている」などと言い出したら、ちょっと頭おかしいんじゃないの、と思われていた頃だった。

その田中が勤務していたのが、長崎空港から車で20分ほどの諫早市・西諫早病院。

さっそく行ってみると、

「おう、もう来とっとね」

強烈な長崎ナマリが印象的だった。

田中が担当していた東洋医学科外来は患者であふれ、彼がなかなかの人気医師であるのはすぐにわかった。と同時に、総合病院である西諫早病院の中で、その東洋医学科外来は本館とは別棟の、つけたしのような建物におさまっているのも印象的だった。つまり、病院の中ではあくまで傍系。あんまりいい扱いを受けてない。要するに、西洋医学中心の現代の病院では、東洋医学はこの程度のもの、というわけだろう。

だが、田中本人は、それをさほど気にしている様子もなかった。

「オイ（私）目当ての患者が多いけん、診療室を持っておかなきゃいかんと」

大らかに自慢する。

実は田中、もともとは諫早市と大村市との境に近いあたりで長く開業医をしていたのだが、経営の煩わしさにヘキエキして、いったん病院を閉める。ところがなじみの患者さんたちから、「なんとか診療を続けてくれ」との要望がたくさんあって、西諫早病院の、いわば軒先を借りて診療をやっている次第だった。

「オイの治療で、ちゃんと結果を出せる患者は3割ちょっと。イチローの打率と変わらん。それでもよかか？」

いきなり、そんな本音をぶちかませる人柄がかえって好評なようで、一度ついた患者さんは、なかなか離れない。

「鍼治療ば始めた目的は、カネ」

彼の経歴は、前もって調べていた。

昭和17年に長崎で生まれ、大学も長崎大医学部。日本の医師国家試験は明治以来、ずっと西洋医学一辺倒だったから、当然、田中も西洋医学の医師としてスタートしている。

それが東洋医学に向かい始めたのは、昭和60年代。なんと経営していた病院に、突然の危機が降りかかったのがキッカケらしい。

お年寄りを中心とした長期入院者と、地元の外来患者とで十分に安定した経営を続けていた病院。ところが時の厚生省が、いきなり健保の財政悪化を理由に、長期入院の患者を減らす方針を打ち出したのだ。要するに保険の点数を一気に下げた。

収入が激減してしまう田中も慌てた。で、なんとか病院の特色を出して、外来を増やす方法として目をつけたのが鍼治療だった。若いころ、麻酔医をしていた田中には、鍼の技術と道具があった。その時代の経験から、鍼灸師ではなく、医師の鍼治療を喜ぶ患者たちがいるのも知っていた。

彼の言い方はストレートだ。

「目的はカネたい。病院の経営ば苦しくなったら、なんか新しい売り物を作るしかなかと」

普通の医者は、こういうことは言わない。

カネのために始めた鍼治療。

おかげで外来患者も増えて、テレビの取材まで来て病院は立ち直った。

だが、そうなると元来が凝り性の田中は、さらにその先に行かないと気がすまなくなってしまう。何しろ、ゴルフに凝り出したら仕事以外の時間のほとんどをゴルフに費やし、ハンデはシングル、県でもアマチュアのトップクラスになってしまった男だ。

鍼治療だけでなく、その根源にある「漢方」に興味を抱いていく。

独学だ。周囲に丁寧に教えてくれる人はいなかった。

数多くの漢方医学の本を読み、それが、自分がずっと実践してきた西洋医学とは、根本的な発想そのものが違うのを知る。

西洋医学は、体を部分ごとに区切って治療する医学。頭が痛ければ頭痛の薬を出し、お腹の具合が悪ければ胃腸薬を出す。

それに対して漢方、並びにそれを根底に日本での改良も加えられた東洋医学では、体を一つのものとしてとらえ、患部というより、体全体の体質を変えようとする。

そして、知れば知るほど、田中は東洋医学側に心惹かれるようになっていったのだ。

「西洋医学は既製服。東洋医学は注文の服たい」

彼は、医師となり、開業をしてからもずっと自問自答を続けていた。

「いったい、医師の役割って、なんね?」

頭が痛い、と訴えてくればCTやMRIでチェックし、糖尿病や痛風の心配があれば、まずは血液検査で数値を見る。

そうした検査データの読み方なら、かえってレントゲン技師や検査技師の方が優れているかもしれない。

医師の仕事は、患者を直接診察するよりも、パソコン上に出た画像や数値を見て、「病名」を決定するだけになってしまっている。

「病名」が決まれば、患者個々人の体質とはあまり関係なく、風邪なら風邪薬、頭痛なら頭痛薬と言った形で、ほぼ機械的に処方していく。

結局、医師の国家資格を持っているだけで、「自分でなくては」という特技も技術も持っているわけではない。

でも、ある意味、それが西洋医学の特徴でもあり、長所でもあるのだ。

どの医師に当っても、患者はそこそこ一定レベル以上の治療を受けられる。

田中はそこに安住できなかった。「自分でなければ出来ない治療」を模索し、東洋医学と出会って、進むべき道があるのを知る。

「西洋医学は、いわば既製服たい。それで東洋医学は注文の服」

と田中はよく両方の違いを語る。

西洋医学は、とにかくまず「病名」を特定し、それに沿って、どんな患者にもほぼ当てはまる治療法を決め、薬を処方する。いってみれば、ユニクロで売っているフリーズのようなものだ。安くて、効率的に、そこそこ安定した品質を保てる。

東洋医学は、だいぶ違う。まず患者の手首や首などの脈拍を診る「脈診」をはじめとする診察法で、一人一人の体質をつかむ。その上で、治療法を判断し、使用する漢方薬も決める。

要するに、オーダーメイドのスーツを作るのに似ている。

だから、西洋医学と比較して、医師の経験や技術による成果の落差が激しい。言い換えれば「独自色」も出しやすい。

田中は、「標準的な西洋医学医師」ではなく、「個性的な東洋医学医師」を目指した。

「脳よりも腸たい」

試行錯誤の中で出会ったのが、江戸時代の漢方医・吉益東洞が残した、この一言だった。

「万病は腹に根ざす。これをもって病を診するには、必ず腹を窺う」

腹の調子さえ整えれば、万病は治りうる、というのだ。

田中は、その言葉に勇気づけられて、「腹診」というやり方で、独自の道を突き進んでいく。つまりは、まずお腹を診ることで患者の体全体の状態を知り、それに見合った漢方薬を処方して治療する。

実践していくうちに、思わぬことが起きていく。お腹とは直接は関係ないはずの「うつ」やパニック障害といった「心の病」や、パーキンソン症候群、アルツハイマーなどの、今の西洋医学では手が付けにくい難病にまで改善例が出て来たのだ。

特に、もともとは単に食べた栄養を吸収し、ウンコを作り出すだけの臓器と思われていた「腸」が、心と体の健康にとって重大な働きをしているのがわかってくる。

積み上げた数多くの臨床例をもとに、彼が唱えたのが「東洋医学考根論」だった。

植物で「根っこ」に当たるのが、人体では「腸」。腸こそが人の心と体を支える「本店」であって、所詮は脳ですら、その影響下にある「支店」に過ぎない。

「本店」を動かす大切な社員たちが腸内細菌であり、彼らの働きが鈍れば、いわば植物の「根腐れ」と同じ状態になって、心と体の様々な部分のバランスが悪くなる。

だからこそ、腸を整え、腸内細菌たちが働きやすい環境を作ってあげるのが、心身の健康のために最も大切なのだ、と。

植物でいえば、葉っぱが枯れかけているから、その葉に効く栄養分を与えて改善するのではなく、根っこの治療にこそ力を注がなくてはいけないのと同じ、と彼は説く。人の体も、頭が痛ければ頭、鼻水が出れば鼻を治そうとするよりもまず、根っこである腸に目を向けるべき。

「脳よりも腸」

ほぼ15年以上前から、彼がそう言い続けてきたのが重要なのだ。

２００５年、田中は自分の考えを世に広めるために、『東洋医学考根論』（長崎文献社）という本を出版する。

花粉症、アトピー、喘息、心身症など、西洋医学では治しきれない慢性疾患も、西洋医学ではすべからく「難病」になってしまう。だが、腸を根っことしてとらえた「考根論」に従った治療を施せば、飛躍的に改善例も多くなるはず。

それは「医療革命」ともいえる大きな働きかけになる、はずだった。

「長崎のイナカ医者が何いっても、世の中は聞かん」

「いかん。所詮、長崎のイナカ医者の話はみんな聞かんと」

田中は当時のことをそう回想する。

彼は、しばしば自分を「イナカ医者」と呼ぶ。卑下しているわけではない。自分が与えられた運命を受け入れているかのように、口に出すのだ。

「脳より腸」

と唱えた彼は、たとえてみれば、「天動説」が常識だった時代に「地動説」を唱えたガリレオ・ガリレイのようなものだったのかもしれない。

西洋医学の理論のもと、人間の体と心はすべて脳によってコントロールされているという「脳至上主義」が、当たり前のこととして認められていた。そこへいきなり、「腸のが上」と叫び出したのだから、まわりもビックリして「頭がおかしくなったのではないか」と感じたのも無理はない。

やや彼を好意的に見ていた人たちからも、彼はこう思われていた。

「変わり者」

だが、もしも田中が東大なり京大なりの教授の立場から、「考根論」を発表したら、世間はどう反応したか？　少なくとも、耳を傾けはしただろう。

「医師」と一言でいっても、どうもそこには厳然と「ランク」があるらしい。

有名大学の教授がその頂点にいて、勤務医でも大学病院を第一に、国立の病院、県立、市立の病院、民間の大病院から中小病院とだんだん格が落ちていく。イナカの開業医などは、さらにその下にあたる。患者に直接関わる臨床医よりも、医学の発展のために新たな治療法などを実験する研究医の方が「格上」でもある。

だから当然、有名大学の研究医の大先生たちが認めている「脳至上主義」にイナカの開業医風情が異議を唱えても「黙殺」なのだ。

「お前なんか、エラそうなことを云える立場じゃない」

ってところか。

「ようやく、みんな、腸ばスゴかことに気付いた」

流れが徐々に変わっていくのは10年くらい前からだろうか。皮肉にも、西洋医学側の、しかも研究医たちによる研究によって、次第に腸の重要性が明らかになっていったのだ。

中でも注目を集めたのが、腸内細菌と、その集合体である「腸内フローラ」だった。外敵から身体を守る免疫力をアップさせるために働くとともに、「生きがい」や「心の安らぎ」を生む神経伝達物質・セロトニンの生産にも関わっている。崩れかけた心身のバランスを正常に戻す自然治癒力も支えているらしい。

「なんだ、あのイナカ医者のいっていることも、まんざら的外れでもないらしい」

ごく一部からは、そんな声も出始めていく。現に、京都大学コンソーシアム（京都市民講座）から講演の依頼を受け、「考根論」の講義もやった。

が、世の中の大部分の人達にとっては、「脳至上主義」こそが、学校で習った正しい理論として定着していた。

私が田中と会ったのはまだまだ腸の大切さは世間的に認知され切っていない頃であり、すぐに「東洋医学医師・田中保郎」を紹介する本を出したい、と私は直感した。

彼の理論が100％正しいと信じたからではない。

「脳より腸」といった、常識をまるでひっくり返した発想が面白かったのと、何より、長崎弁丸出しで、時として、医療の話をしていたはずが、「今の巨人を強くするには、落合ばヘッドコーチに呼ぶしかなか」と野球愛を熱っぽく語り出すような脱線キャラクターが楽しかったからだ。

つまり、この「田中保郎」という人物をみんなに知らしめたくなった。

それで2012年7月、『長崎発★東洋医学医師　田中保郎の挑戦「心の病」は、腸を診れば治る⁉』を出した。

私ばかりでなく、田中保郎という存在をもっと知ってほしい、と考えた人達がネットや新聞雑誌などを使って、彼のことを積極的に紹介した。

そのエネルギーが結実した結果が、2013年の、『主治医が見つかる診療所』（テレビ東京系）への出演だろう。番組内で、彼は、その「腹診」を実際に披露して話題を呼ぶ。

おかげ様で、田中の知名度が上がるとともに、『「心の病」は、腸を診れば治る⁉』の売れ行きも大幅アップ。やはりテレビの力はスゴい、と再認識させられた。

飛躍的に講演依頼の件数がアップした田中。

と、ほぼ並行して、「腸の偉大さ」に対する認知度も、さらにアップしていく。決定打となったのが、２０１５年2月に放映された、ＮＨＫスペシャル『腸内フローラ　解明！　驚異の細菌パワー』だろう。

まるで腸内フローラこそが心身のトラブルを解決する万能薬のような扱いで「やりすぎ感」があったものの、ＮＨＫが「腸の働きはスゴい」とお墨付きを与えたのだから、これはみんな認識を改める。

テレビＣＭでも、盛んにビフィズス菌や乳酸菌の効能を謳うようになり、腸内フローラはガン予防やアンチエージングにも役立つ、ともてはやされるようになっていった。

腸、というか、腸内フローラのブームがやってきたのだ。

「脳より腸」

と語っても、否定されるどころか、「あ、そうなんだってね」と多くの人が素直に認める時代が来た。

私も、田中の治療によって改善したパーキンソン症候群の患者やアルツハイマー患者のナマの声を聞き、彼の「腸こそ根っこ」の理論の正しさを認めざるを得なかった。

「なんでわからんとか！」

彼の主張がようやく社会に浸透しつつある現在。

ところが、その状況に田中は大満足なのかと思いきや、実際はまるでその逆。今でも、「脳より腸」が認められていなかった時とまったく変わらず、頭に血がのぼるくらいに不満を貯めている。

「なんでわからんとか！」

とつぶやきながら。

その矛先は、かつての「脳至上主義」から、今は、心身のトラブルのすべてを「病名」を付けて片付けようとする西洋医学式の「病名医療」と、それに従ってなぜか漢方薬を処方する医師や、その現状を後押しする製薬会社に向かっている。時には、もらった薬をありがたくいただく患者にさえも。

たとえば「不眠症」の患者がいれば、ほぼ自動的に睡眠薬を処方する。それよりも、眠れない体質自体を変えるのが本来の医師の仕事のはずなのに。

が、医者も病名に合った薬を出せばそれで自分の役割は済んだと安心し、患者側もまずは「病名」がつき、それに合わせた薬が出ないと不安で仕方ない。

つまり診る側も診られる側も「病名」の呪縛から逃れられず、そのために必要以上の薬を飲み、肝心の腸を荒らしまくって、かえって病状を悪化させている。

それで「副作用が少ない」とされる漢方薬を、ろくに効能も知らないような西洋医学の医師が「病名」に沿って処方し、事故を起こしてしまう。

「病名医療ではなく、東洋医学に沿った漢方薬の使い方を、もっと世の中に広めんといかん。それに東洋医学そのものも、もっと広がらんといかん。これが残り少ないオイの人生の課題たい」

その課題に、私も乗っかって、田中の言動をまた追ってみることにする。

なぜなら、彼は、そうするに値する、とても面白くて、世の中の役にも立ちそうなオジサンだから。

第一章

「薬は主役じゃなか。わき役たい」

田中保郎、「西洋医学」と「東洋医学」を語る

「世の中に「特効薬」なんてなか！」

今から2千年以上昔、あの万里の長城を築いたとされる秦の始皇帝は「不老不死」を望み、家来の多くを動員して、それが実現するための「薬」捜しをさせたという。

すべての権力を握り、国中の富も手中におさめた始皇帝は、この世に自分の思い通りにならないものはない、と信じていただろう。もちろん不老不死の薬も見つかるに決まっている、と。

だが、そんな「世界一の権力者」も、結局は50歳になる前に亡くなってしまった。「死」は誰もが避けられない結末。それがわかっていながら、みんな、始皇帝が夢見たように、自分だけは老いと死から逃れられないものかと右往左往する。

がんをキレイに消してくれる「特効薬」はないか？　アルツハイマーの症状がなくなる「特効薬」はないか？

田中の答えは明白だ。

「あるわけなか」

そもそも「特効薬」という発想が、彼にとっては気に食わない。

体の外から入ってくるものが、体の中に起きている各部位のトラブルを劇的に解決するなんて、どう考えてもおかしいに決まっている、と思っているのだ。

実は2015年、田中は『驚異の腸内フローラ』（ぶんか社）なる本を出した。

そこで、彼は、あまりに「これが効く」となったら、それに乗せられやすい日本人の国民性に警鐘を鳴らしている。

「ヨーグルトさえ食べれば腸は丈夫になる」

「食物繊維を多く摂取すれば大腸がんにならない」

そんな声を聞くと、すぐにヨーグルトや食物繊維を過剰なくらいに食べ始める。「特効薬」願望の一種なのだろう。

同じ本の中で、

「オリーブオイルが必ずしも生活習慣病の予防に役立つとは限らない」

と書くと、それを読んだ人からは、

「じゃあ、何がいったい効くんですか？　はっきり教えてください」

と質問があったりする。すると田中は、

「一人一人、みんな体質が違うのに、誰にもいいものなんてないか」

さらに付け加えて、

「100％気持ちよくなりたかったら、暴力団行って、麻薬か覚せい剤打ってもらったらよか」

ムチャクチャ言い始める。

はじめて会った人なら、「なんて乱暴な物言いの人だろう」と呆れるかもしれない。

だが、そこが彼の持ち味なので、とりあえず慣れるしかない。

「「特効薬」は、西洋医学の発想たい！」

「特効薬」について語っていくうちに、いつの間にか、田中の話はお得意の西洋医学と東洋医学の比較に、よくなっていく。

そもそも「薬」の目的が両方では違うのだ。

西洋側は、「どんな人間にも効く薬」を目指していて、東洋側は「特定の誰かには効く薬」を目指す。だから、「特効薬」という発想自体が東洋側には、ない。

「戦場や、救急医療の現場なら、それは西洋医学がよか。いちいち治すのにどの薬がいいか、選んでる余裕はなか」

田中も、西洋医学のいいところは認めている。

だが、それ以上に、薬の持つ危険性を訴える。

西洋の薬は、多く、決して自然のものではない。たとえば解熱鎮痛剤としてよく知られるアスピリンがアセチルサリチル酸という化学物質であるように、自然の中から特定の物質を抽出して、作っている。

一方で、漢方薬は、あえて特定の物質を抽出したり、精製したりすることのない「生薬」をブレンドしたもの。

そして西洋の薬は、心臓なり胃なり脳なり、ピンポイントに効果があり、漢方はどこの部位といわず、体全体のバランスをよくする。

いい例が下剤と便秘薬だ。西洋側は、両方ははっきりと分かれているのに対して、漢方薬の中には、一つで下痢と便秘のどちらにも効くものがある。つまり、「一つの症状を徹底的に治す」のではなくて、「体全体を調整する」のだ。

だいたい、「薬」という言葉に対する概念がだいぶ違う。

西洋医学では、文字通りの「薬」。病気やケガになった時、それを治すために飲んだり、塗ったり、貼ったりなどする。

東洋医学は、正直、「薬」の定義がとてもあいまい。

当然、通常にいう「薬」も入るわけだが、それだけでなく、食べ物も、飲み物も、もっと極端にいえば空気までが含まれてしまう。しかも、病気を治す薬が最もいい薬というわけではないのだ。

「なんに効くかではなか。体そのものにいい薬が、いい薬たい」

と田中も解説する。

古代中国の『神農本草経』なる本にもこんな分類が出てくる。薬には「上品」「中品」「下品」とあり、「上品は命そのものを養うもの」「中品は新陳代謝を促進してくれるもの」「下品は病気を治してくれるもの」。

だから、西洋薬は、大部分が「下品」なのだ。

「一人の人間が一日8種類も10種類も薬飲めば、体ば壊れる」

田中は、とても正直な性格だ。

相手が美人の女性だったり、男性でも気が合ったりすれば、時間を気にせず、滔々と自分の医学理論を語ったりする。

だが、「どうせイナカの医者」と少し軽く見るような相手に対しては、「勝手にせー」とばかりに、けんもほろろな態度をとったりもする。

子供みたいというか、純粋というか、いい大人がそんなんでいいの、と心配になったりするが、本人はあまり気にしてはいない。

「合わない人間に、無理して合わすことはなか」

そんな田中が気に入らない人達の中に、平気で患者に対して何種類もの西洋薬を出す医師たちがいる。また、それをごく当然として受け取ってしまう患者にも、

「自分の体ば、もっとしっかり考えろ」

と腹が立ってくることもあるとか。

もしもあなたが、仮に足腰の痛みに悩まされ、便秘気味で、手足がしびれ、目はか

すんで、やたらとオシッコも近い。その上、肩こりはひどいし、頭はしばしば痛むし、耳鳴りにも悩まされる、とあったらどうだろう。

いちいち痛み止めや便秘薬、目の薬、頻尿止め、頭痛薬と出していたら、薬は何種類あってもきりがない。

ところが、西洋医学の病院では、こういう処方を平気でやる。

田中曰く、

「そりゃ、八味地黄丸だけでよか」

八味地黄丸とは、高齢になって、体全体のバランスが崩れて、あちこちに症状が出た時に、まず体内の抵抗力を引き出して、ゆるやかに和らげる漢方薬だ。

決して副作用がまったくないわけではない。人によっては、胃の不快感やもたれ感、食欲不振、吐き気などが出ることはある。だが、本来、自然の中から生まれている生薬の集合体である漢方薬には、たとえ体外から入ったとしても、体内での反発は少ない。

食べ物とほぼ同じ。アレルギーを起こす可能性はあっても、体質に合ったものを選ぶ限り、強い副作用は起こりにくい。

前にあげた『週刊新潮』の例にもあるように、今、雑誌などで「漢方薬の恐ろしい副作用」が話題となっているが、それはあとでも触れる通り、漢方薬の使い方が間違っているのだ。

その点で、薬そのものが体外からやってきた「異物」である上に、化学物質である西洋薬は、本来、決して体内には存在しない「異物中の異物」なのだ。

アスピリンが、解熱作用はあるものの、胃腸を荒らす副作用が出てしまうように、「異物中の異物」は必ず体のどこかにヒズミをもたらす。

それを毎日10種類も飲むとしたら、10個分の副作用がある。病気を治すどころか、「自ら進んで体をぶっ壊そうとしているとしか思えん」

と田中は改めて警鐘を鳴らすのだ。

「オイと元横綱の曙に同じ量の薬を出すバカが多い」

種類の問題だけではない。

量についても、田中は憤っている。

常識で考えても、体重30キロの子供と、150キロの力士に薬を処方するとして、同じ量を出すなどはおかしい。

ところが、医療の世界では、それがしばしば行われてしまうらしいのだ。

「うつ病と診断したら、まず抗うつ剤を処方する」

これはもう、典型的な病名医療の一つだが、誰にだってそれが通用するとは限らない。症状がおさまって改善への糸口が見つかるケースがあるとしても、吐き気などの副作用に苦しんで、かえって悪化するケースだってある。

さらに問題なのが、量なのだ。

「オイが曙と同じだけ薬飲まされたら、体ボロボロになる」

当たり前だ。

この当たり前を、多くの医師はできない。今の西洋医学式は、人間全部の平均値をもとに「誰にでも共通する量」を割り出すのは得意だが、個々の違いにはなかなか対応できない。

料理でも、レシピに「塩1グラム」と規定してあって、わざわざ秤で重さを測るのが西洋医学。臨機応変に適量を入れるのが東洋医学。

多種類と誤った量の薬の処方から、「薬漬け」の問題が生まれる。


「薬漬けの悲惨さは、イヤっていうほど見てきとる」

田中はかつて、開業もしつつ、ある地元の大企業の嘱託医もつとめていた。その時の経験は特に忘れられないらしい。

大きな工場があって、何千人もの社員が働いていた。だから中には、どうしてもうつ病をはじめとした「心の病」にかかってしまう人が出てくる。

そして彼らは精神科医や心療内科医らの手で、抗うつ剤はもちろん、睡眠薬や精神安定剤や、いろいろな薬を次々に処方され、ほぼ「薬漬け」状態になっていたという。

すでに頭もボーッとなって、とても職場に復帰できない。症状ごとに薬を与えられるうちに、もう体全体のバランスは乱れまくって、複雑にからまった糸のようになってしまっていた。生半可なことでは解けない。

だったら薬なんかやめてしまえば、と普通なら考えそうなものだが、それがなかなかできない。患者も、また周囲の人達も、医師に「飲みなさい」といわれた薬を止めるのは不安なのだ。医師は医療の専門家。専門家に逆らったら、もっと悪くなってしまう、というわけだ。

結局、田中は、その患者たちのほとんどを救えなかった、と振り返る。薬を抜くのは、飲み始める以上に勇気と根気がいるのだ。

「病気を治す主役は薬じゃなか。薬はわき役たい。主役は、体の中にある、治そうとする力たい。みんな、それを忘れとる」

彼はしみじみとつぶやいた。

「病名漢方をどけんかせんと」

「薬」について田中が語る場合、最も熱く、しかも長時間になってしまうのが、この「病名漢方」の問題だ。

「病名漢方は、やったらいかん」

「病名医療」は本来、西洋医学のもの。一方、「漢方」は東洋医学につながる。その両方が合体したら、いったいどこが問題なのか？

繰り返し書いてきた通り、西洋と東洋では、病気に対しての捉え方と治療方法のスタンスは根本的に違う。植物でいうと、西洋側は、花が枯れそうになったら、その花の状態を改善させるべく、花に効く薬を人工的に作って体内に散布する。言い換えれば「病状＝病巣」の医学ともいっていい。

東洋の方は、たとえ花が枯れそうになっても、まずは根っこの方に注目して、根っこの土壌の具合や水はけなどを改善していこうとする。

だから薬の持つ役割も、当然違ってくる。

西洋医学では、まず病名を決め、その病名に従って出す薬もほぼ決まってくる。風邪ならば風邪薬、頭痛なら頭痛薬という具合に。

東洋医学はそうはいかない。手足が常に冷たい人もいれば、いつもポカポカしている人もいる。いつも下痢気味の人もいれば便秘体質の人もいる。そうした個々人の体質を見極めながら、どうすればバランスの取れた状態に改善していけるかさぐり、処方すべき漢方薬を決めていく。

しかし、近年は、漢方薬を、西洋医学の尺度で使うケースがとても増えている。そこが田中は非常に気に入らないのだ。

一例をあげるなら、風邪薬として知られている漢方薬・葛根湯だ。田中いわく、「葛根湯は風邪薬じゃなか。体の表面の体温を上げる薬たい」

だから葛根湯で肩こりがよくなったり、頭痛が治ったりもする。別に風邪専門の薬ではないのだ。

しかも同じ風邪でも、どんなものにも葛根湯が効果を発揮するわけでもない。あくまで葛根湯が有効なのは、喉頭などの体の表面部分で、気管支や、もっと奥の内臓から来る風邪の症状ならば「柴胡財（さいこざい）」など、また別の漢方薬の方が効果はある。

なのに、多くの病院では、風邪薬の一つとして機械的に葛根湯を処方する傾向がある。

理由は簡単。西洋医学の勉強しかしてない医師が、漢方薬を扱うからだ。

もともと、明治維新後の日本では、西洋医学の理論に基づいた医師の国家試験に受かった人間だけが医師として認められた。薬も、西洋薬のみが認められ、漢方薬は「民間医療」や「代替医療」の一種として、ほぼ邪道の様に見られた時代が長く続いた。

ようやく健康保険の適用を受けるようになったのが１９６７年。それが10年の間に拡大して、今では約１５０種類に及ぶ漢方薬や、その原料となる約２００種類に及ぶ生薬も保険の対象内になった。

「漢方薬は、混合診療がよかかもしれん」

さて、ここで問題になるのは、健康保険を使って安く処方されるようになったのはいいけれど、その処方箋は医師にしか出せない、という点だ。仮に漢方薬局の店長で、すごく漢方薬に詳しい人がいたとしても、医師免許を持っていなければ、保険の適用は受けられない。

要するに、ほぼ西洋医学の教育を受け、「病名」を決めてから本格的治療を始めるのが当たり前の医師たちが、それとは根本的なスタンスの違う漢方薬を扱っているのだ。

しかも多くは、西洋薬の補助的なものとして。

そこが田中は許せない。

「漢方薬は、一人一人の体質に合わせて、体の中の自然治癒力を良くしていくものたい。胃腸薬だの、頭痛薬だの、そんなものはなか」

話は自然に漢方薬メーカーに対する不満になっていく。

たとえばツムラも、かつて、もっと東洋医学を世の中に普及させるべく、中国古典の医学書を復刻させるなど、努力を積み重ねていた。

だが、やがて経営上の判断から、次第に漢方薬を西洋側に合わせて処方する「病名漢方」に傾いていく。そのあげく、「小柴胡湯」は肝臓病に効くからと、どんどん処方したら、副作用で死者まで出てしまった。

漢方薬は本来、体全体の自然治癒力、免疫力を高めるもので、ある特定の病気に効くものとして生まれていない。それを誤って使った結果が、この「小柴胡湯」事件だ。だから田中は「原点に戻れ」と言いたいのだ。

まあ、これについては、メーカー側の考えもわからないではない。

一人一人に合った漢方薬をブレンドする、なんて煩雑でしかも儲けの少ない作業より、病名が決まれば、ほぼ機械的に処方する薬も決められる西洋式の方が、そりゃ効率的で大量生産も出来るし、利幅は大きい。

しかも保険適用は、「病名医療」を推進する西洋医学の医師たちを通して行われているのだ。

漢方薬メーカーだって会社。なら、より儲けなくては仕方ない。

その事情は、開業医としてさんざ苦労してきた田中にもよくわかる。わかっていながら、あえて言うのだ。

「漢方薬を西洋の薬のように使っても、簡単に病気が治るわけなか。本当の使い方をせんで、よう効果が出んものを売って金儲けばするのは、まっとうじゃなか」

彼はどうも、資本主義の論理を語っているのではなく、人間としての「筋の通し方」を語っているようなのだ。

しかし漢方薬の保険適用を完全にやめろ、とまではさすがの田中も言わない。せっかく安価で漢方薬が使えるシステムができたのを全廃すれば、また世の中の人と東洋医学や漢方薬との距離が離れてしまうからだ。

「オイは、保険適用と自由診療を組み合わせた混合診療がよかと思う。一定量までは保険内で、足りんところは自由診療とか」

それよりもまず、漢方薬を、東洋医学の考え方にそってしっかり使える医師の育成が先決だろう、というのが田中の意見だ。

「漢方薬が副作用が少ない、と考えるのは、思い込みたい」

ずっと漢方薬を扱ってきた田中だが、決して「漢方薬は副作用がない」などとは言わない。

「それは、使い方間違えば、マイナスはあると」

たとえば朝鮮人参で体の中を温めようとすれば、血圧上がって、のぼせ死ぬ、などということも可能性ゼロとは言い切れない。

しかし、それなら、豚のラードを食べ過ぎて体を冷やして風邪をひいたあげく、ついには肺炎で死亡だってあり得る。バイアグラを飲んで、心筋梗塞でそのまま死んでしまうケースもあるかもしれない。

やや話は飛ぶが、昔、サッカーで、ブラジルが負けた時、心臓発作で何人もの人が死んだ、という事件も起きている。

人間の体は、なかなか予定通りにはいかない。

「外から異物を入れるんやけん、危険性はなんにせよ、ゼロにはならん」

「漢方薬は副作用が少ない」というのは「思い込み」、と田中は言う。

「佐々木小次郎の物干し竿も、長くて遠くまで届くのはメリットやけん、扱いずらいデメリットもある」

急に、ぶっ飛んだ「たとえ」を出されて困惑してしまうが、要するに、どんなものでも表裏はある、と訴えたかったのだろう。

食べ物でもアレルギーもあれば、毒性の強いものもある。

漢方薬も、体に対するいい作用を与える限りは、副作用もないはずはない。それも、人間一人一人の体質によって、反応は全く変わってくる。

また、だからこそ、専門家である医師の比重も重いのだ。「小柴胡湯」の悲劇も、そこを軽視した結果なのだ。

イメージが独り歩きする怖さについても、田中は危惧している。

「漢方薬は副作用がない」とマスコミをはじめ、周囲が言えば、多くがそれを信じてしまい、仮にちょっとでも副作用があると「裏切られた」と感じてしまう。

一方で、たとえば「食物繊維が体にいい」となったら、みんなが寄ってたかって食物繊維に向かってしまい、摂り過ぎで便秘悪化が原因で死亡した例まであるとか。

薬品メーカーがイメージ作りを手掛けて、見事にはまった例もある。

たとえば20年ほど前に日本で発売され、大ヒットとなったＳＳＲＩという抗うつ剤だ。「うつは心の風邪」とのキャッチコピーで「うつは気楽に薬を飲んでもいい病気」との印象を与え、「副作用の少ないうつの薬」としてＳＳＲＩを売り出した。

まさに「病名医療」が生んだ大成功例というわけだ。

でも、実は強い吐き気に悩むユーザーが多く出るなど、決して「副作用が少ない」とはならなかったらしいが。

とはいえ、こうしたヒットの下地があったからこそ、ツムラの「病名漢方」への転身と収益拡大もあったのだ。「風邪薬イコール葛根湯」「肝炎の薬イコール小柴胡湯」といった戦略は、明快で、安易に漢方薬に手を出せるイメージを生んだ。

「評判やイメージばかりに頼るのはいかん。患者も、もっと自分の体ば、大切にして、自分なりに勉強もせんと」

処方する医師だけでなく、患者側にも責任はある、と田中は考えている。

「漢方薬の効能は三つしかなか」

色にも「三原色」というのがある。

ペイントなどでいえば黄色、赤紫、青緑の三つ。光の三原色なら赤、緑、青の三つ。すべての色は、この三種類の混ぜ合わせの中で生まれるそうだ。

田中の、漢方薬についての解説を聞くと、しばしばそれがこの「三原色」とかぶってくる。

「漢方薬の効能は結局三つ。血流を良くするのと、水分調節。それに温度調節たい」

初めて聞かされた時は、「そんなに単純なものなの？」とこっちが呆気にとられた記憶がある。

だが、田中は、その三つこそが体内のバランスを調節して免疫力、自然治癒力を強化する道なのだと強調した。

血流サラサラが健康の元、とはよくいわれるが、血の流れをスムーズにして、血が素早く体中に行きわたれば、新陳代謝も活発になって、身も心もリフレッシュできる。

また、体の中の多すぎる水を外に出したり、水が足りなくなっているところに送り込んだりするのも心身のリフレッシュには欠かせない。腫れやむくみは、元来、余計な水分の溜まりすぎから起きるし、それは体にトラブルが起きている信号なのだ。

体の冷えすぎ、温まりすぎもトラブルを作る。注意して適温を保たなくてはいけない。

つまり、漢方薬とは、この三つの効能を基本にして、生薬のブレンドによって数限りない効能を作り出している、と田中は言うのだ。

だから、患者一人一人のオーダーメイドにも対応できる、と。


が、「病名漢方」が中心の今の日本の医学界では、そういった、ひどく大雑把な効能はなかなか通用しない。「エビデンス」、つまり「根拠」が必要なのだ。

それについては、田中から聞かされた、こんなエピソードもある。

漢方では、イチョウの葉には高血圧や血液の循環を改善する効能があるとされていた。

そこで、日本の医師たちはそれを薬作りに役立てる目的で、成分ごとにバラバラにして、果たして何が効くのかを分析してみたという。

すると、何も効く成分は出てこない。それで、「エビデンスなし」となって、薬作りも行われなかった。

ところがドイツにも一応イチョウの葉を送っておいたら、ちゃんとそれを使った製品が出来て戻ってきたとか。

どうも、日本の西洋医学が、本場のドイツ以上に、より成分も細分化していって、根っこどころか、ろくに茎すら見ないまま、枝葉ばかりにこだわっている様子がよくわかる。

「真面目すぎるのが日本人の弱点たい」

田中は嘆くが、真面目にコツコツと重箱の隅をほじくるような作業を続けた挙句、本質を見失って、みすみす患者を死なせてしまったりしたら、これはいいはずがない。

「なぜ抗うつ剤の危険ば、みんなに知らさん？」

前に「うつ」の話が出たが、田中は、「うつ病」といった言葉を、極力使いたがら

ない。というよりも、日頃から、

「そんな病気は、なか」

と言い切ったりもしている。

人間なら誰しも、仕事や家庭のストレスなどでうつ状態に陥ることはある。その一方で、放置すると自殺しかねない重度のうつ状態の人もいる。

そういう人達を全部一まとめにして「うつ病」と名付け、同じように抗うつ剤を飲ませるようなやり方は、要するに病院と製薬会社の売り上げアップを狙ってのことではないか、といった見方までしている。

治療する側だけなく、される側の問題もある。

どうも気分が晴れない、やる気が起きない、なかなか眠れない、などいろいろ症状はあっても、検査ではなんら原因が見つからない。そんな時、とりあえず「うつ病」と病名がつけば、

「あ、やっぱり、そうだったんだ」

と安心して、抗うつ剤治療を受ける。「病名医療」の最たるものなのだ。

もちろん重度の患者に対して、薬で改善を目指すのを否定はしない。だが、「ちょっ

と気分がブルー」なくらいの人にまで抗うつ剤を処方するのがどれほど危険かを、もっと医師も患者も知らんといかん、と田中は思っている。

抗うつ剤の何がマズいかといえば、やはり、田中が「体の根っこ」といっている腸に悪影響をもたらすのだ。

とにかく便秘を起こしやすい。抗うつ剤には口から食道を通り、胃腸につながっていく腸管を拡張させる作用があって、そのため、栄養吸収の後の便が腸の中に残りやすい。しかもうつ状態になっている患者は、だいたい外に出て運動したりはしないため、運動不足になりやすい。すると腸の活動もどんどん鈍くなって、便が出づらくなるのだ。

ならばと、医師の中には、抗うつ剤と便秘薬を一緒に処方したりするケースも多いが、これがまた始末が悪い。強引に便を押し出そうとするために、ますます腸内環境は悪化する上に、だんだん効きも悪くなっていくために、強い薬が必要になる。どんどんエスカレートしていった結果、薬なしにはウンコもできない「薬漬け体質」に陥ってしまうのだ。

こうなると、免疫力を強化して体をガードしてくれる腸内細菌ももはやボロボロ。大切な善玉菌が死んでいく。

みすみすそうなるのをわかっていながら、なぜ安易に軽症の患者にまで「うつ病」の病名をつけて抗うつ剤を処方してしまうのか?

「そういう医者は患者ではなく、製薬会社の方を向いとる」

田中の憤りは深いのだ。

第二章

「なんでNHKが一番、「病名医療」の宣伝ば、する！」

田中保郎、「病名医療」を語る

「『ドクターG』が日本の医療をおかしくする元凶たい」

田中がNHK批判をはじめると、しばしば止まらなくなったりする。テレビ局の中でも、最もよく見る局だけあって、我慢がならない点があまりに多いのだろう。

たとえば、最も田中が気に入らずに「見とると吐き気がする」というのが『総合診療医ドクターG』という番組だ。ある患者の症状を紹介しつつ、若手医師にそれがどんな病名かを当てさせるという内容。

まさに病名医療そのものなのだ。

「おいも、若か頃は、ああいう診療ばしておった」

かつて、東大教授だった沖中重雄なる先生がいて、その人が中心になって書かれた『内科診断学』なる本があった。その本は、典型的な病名医療本であり、まず検査と診察で「病名」を特定し、その上で治療法を決めろ、と書かれていた。

その基本となっていたのはアメリカで出された『ハリソン内科学』だ。この本で示された考えは「症状を詳しく調べたら病名が決まり、治療方法や治療薬も決まる」というものだった。

とにかくこうした本が、若い医学生に圧倒的な影響を与えて、大多数の若手医師たちが、病名医療こそが正しい道、と考えるようになった。もちろん田中もその一人だった。実際に西洋医学を学んでいけば、このやり方がとてもうまくフィットするのだ。

ところが病名医療だけでは割り切れない病気があまりに多いのを感じて、田中は東洋医学の方に傾倒していく。

そうした軌跡を踏んでいるだけに、彼には『ドクターG』のように、どんな症状もワンパターンで一つの病名に落とし込んでいくやり方に納得できないのだ。

しかも権威ある公共放送のＮＨＫがやっているために、多くの視聴者は、それが正しい唯一の道、と思い込みかねない。

「病気ば治療する時に、オイは、目の前の症状にとらわれるのが一番よくないと思っとる」

彼ならば、まず腹を診る。そこで、「水分が多すぎるか」「お腹が冷えているか」「血がうまく行き渡っていないか」などをチェックし、それに対処できる漢方薬を決める。

ところが多くの医師は、症状をパソコンに入れて、そこから導き出された「病名」をもとにして治療をする。向かい合うのは患者ではなく、パソコンだ。

「NHKが病名医療ば紹介するのは構わん。じゃけん、それとは違う、別のやり方ばあるのも紹介してほしい」

あえて「洗脳」とはまではいえない。しかし一つの価値観だけを前面に出して、別のアプローチを紹介しないのは、いささか問題かもしれない。

他にも、田中がNHKに対して納得できないことはある。

夏場になると、必ず出てくるのが「熱中症」報道。ことにNHKでは、「熱中症にご注意ください。水分をしっかりとりましょう」とニュースなどでさかんに取り上げる。だが、田中からすると、東洋学的な視点でみたら、「熱中症」と呼ばれている症状の人は、表面に熱があって、内臓部分が冷えた状態に陥っているという。よく、体温が40度もあるのに寒気がするのと同じだ。

つまり表面は冷やし、中は温めなくてはいけない。日射病のように、表面も中も熱があるのとは、そこが違う。ところがその状態で冷たい水など飲んでしまったら、さらに中の冷えがひどくなって、状態は悪化する。

さっそく田中、それを指摘するためにNHKにメールを送った。

「過熱する熱中症報道は、控えるべきでしょう」

ＮＨＫからは、こう返ってきたという。

「気象庁が言っているので、確かです」

このメールを見た田中は、

「なんで気象庁に病気の話ば教えられなきゃいかんと」

呆れかえっていた。

２０１５年に放映されたＮＨＫスペシャルの『腸内フローラ　解明！　驚異の細菌パワー』でも、「これはおかしか」と田中がつい憤った箇所があった。

糞便の移植、要するに健康な人のウンチを病気で苦しむ患者の腸に移植して、腸内細菌を善玉菌優位に変えれば、病気が治る、というところだ。

そんなにお手軽に入れ替えられるほど腸内細菌は単純なものではないのに、なぜ天下のＮＨＫが、あんなに安易に「こんな方法もある」と紹介してしまったのか？

そこにも、「この病名なら、この治療法で治せる」と安直に考えがちな西洋医学的「特効薬」信仰がある、と田中はみている。

「今のＮＨＫはほとんど西洋医学で、東洋医学はゼロに近か。せめて7割3割で、東洋医学も取り上げてほしい」

　切なる願いだ。

「変わり者を、もっと大事にせんと」

　いきなり医療とは違う話に移る。

　テーマは「変わり者」だ。

　人から「変わり者」と呼ばれるのを田中は恥じない。誇りさえ持っている。

　また、それくらいでないと、西洋医学の外科医として20年以上やっていた人間が思い切って東洋医学に転じたりはしない。脳が人の心身をコントロールする中枢、と誰もが信じていた時代から「脳より腸」といっていたのも、だいぶ変わっている。

　彼は胸を張っていう。

「世の中を変えていくのは、変わり者の力たい」

　子供の頃からの巨人ファンで、大の野球好きでもある田中は、よく物事を野球にたとえる。

「変わり者」についても、こんな具合に。

「おいも、ヒットエンドランを最初にやった人間になりたか」

今では、スピード野球の中の一戦法として定着しているヒットエンドラン。ピッチャーが投げた瞬間、バッターが打つことを前提に、ランナーが素早く走り出す攻撃のことだが、最初は、やられた方の監督が「あんなもの、野球じゃない」と本気で怒ったとか。

つまりは、「常識外れ」の邪道だったのだ。

それが次第に多くのチームが取り入れるようになって、野球の進歩を生んだ。田中にすれば、最初にヒットエンドランを考えた常識外れの「変わり者」が野球の体質を変えたというのだ。

日本人のほとんどが「徳川幕府が倒れるなんてあり得ない」と考えていた幕末に、幕府を倒さなくては日本の未来はないと信じて動いていた坂本龍馬も変わり者。

誰もが天動説を信じていた時代に地動説を唱えたガリレオも、生物は神が作ったと大多数が信じていた時代に進化論を唱えたダーウィンも変わり者。

一気に時代は現代になるが、田中は、改革の内容が正しかったかはどうかは別として、郵政民営化や規制緩和など、他の政治家ならなかなか手を付けなかったであろう分野に切り込んだ「変わり者」小泉純一郎は大好きだ。

それに、あえて他人の意見に流されず、自分の信じる「守る野球」を貫いて実績をあげた「変わり者監督」落合博満も。

ところが、残念ながら、ずっと昔から、日本では、「出来るだけ変わり者を作らない」教育が行われてきた。

とにかく必要な知識を詰め込むのを優先して、みんなが同じ規格におさまる人間を大量生産していく。キューリやナスと同じで、日本人は、長すぎたり、短すぎたり、ひん曲がっていたりすると排除して、キレイにケースに収まるものだけを出荷した。

国が成長しているころなら、平均点ばかりの人間が集まってもパワーになる。でも、人口減少、超高齢化で国力も衰えつつある日本では、常識はずれの「変わり者」も大切に生かさなければ、他の国と伍してはいけない。

「常識からは、何も生まれん」

田中も、自らの「変わり者」精神を失わないように日々つとめている。

「明治維新後から、医学の常識は「病名医療」になっとる」

この「変わり者」田中が、今、世の中の常識に果敢に挑戦しようとしている。その常識こそが『ハリソン内科学』に代表される、西洋医学に基づいた「病名医療」なのだ。

まずはごくごく簡単に西洋医学の歴史を振り返っていこう。

この西洋医学、出来上がったもとは、外傷や感染症などの治療だった。

狭い土地の中で、たくさんの国々が入り組んだ状態のヨーロッパは、やたらと戦争の多い地域でもあった。そうなるとケガ人もたくさん出るし、そのケガ人を応急処置で治すための外科の技術が発達していく。

それとともに、科学技術の進歩によって、ウィルスや細菌の存在が発見されて、どうすればそれらが引き起こす感染症を防げるか、というのを追求する医学が18世紀から19世紀にかけて完成されていく。

まさに、「戦闘による足の傷」なり「天然痘ウィルス」なり、まず駆逐すべき「敵」を設定して、その「敵」をどうすればやっつけられるかを見極める医療なのだ。

ちょうど解剖学の発展もあって、心臓だの胃や腸だのと、人間の体を部位ごとに輪切りにして見ていく傾向も強まった。

これが「病名医療」につながっていく道筋は明らかだ。「敵」を設定しなければ、どう攻撃するかも決められないわけだから、「どこが悪いのか？」をまず判断しなければならない。

さて、そこで日本の状況はどうか？

江戸時代は、オランダ式の蘭方医もいたものの、中心になっていたのは漢方を日本風にアレンジした東洋医学。

こちらは、「敵」を発見して叩くのではなく、体全体のバランスを良くして、自然に健康体を作ろう、という考え方だ。だからどうしても外科より内科がメインになる。

一変したのが明治維新後だ。

開国と共に「脱亜入欧」が、国を挙げてのスローガンになった。遅れている東洋の知識は捨てて、進んでいる西洋の知識を徹底的に取り入れよう、でなければ日本は外国の植民地になってしまうかもしれない、と。

医学の分野においては、ドイツ医学をまるごと持ってきて、それが「国家公認」となった。

また、ちょうど日清日露の戦争が続けざまに起こったのもあり、戦場では西洋医学は実に都合のいいものだったのだ。

太平洋戦争後に占領軍としてやってきたアメリカのＧＨＱも、西洋医学の優位性を追認した。

おかげで、日本では医学の国家試験もすべからく西洋医学の理論をもとにした内容になり、子供たちの教育の場でも、「西洋医学が絶対的に正しい」と、ほぼ洗脳のように教えられるようになった。一方で、東洋医学は「古くさい迷信」、というイメージさえ持たれた時代が続いたのだ。

どんなに体調が優れなくても、検査の数値で問題がなく、病名が決まらなければ病気ではない、だから治療の必要もない、そんな、まず病名ありき、が主流となった。

「不定愁訴も未病も、みんなほっぽらかしたい。これはおかしか」

田中がいう「不定愁訴」は、頭痛だったり、不眠だったり、自覚症状はあっても検査に異常はなく、どこが病気かわからない状態。「未病」は、このまま放置すると病気になる、体のバランスが崩れた状態。これが「病名医療」では、「健康」と判断されかねない。

だが、田中にすれば、それこそが生活習慣病などを生む初期段階であり、まず医師は全力をあげて、患者の体のバランスを整えるべき、と訴える。

とはいえ「病名医療」は日本の医学の常識。今でも、医者も患者も、それに縛られ続けている。

田中曰く、アインシュタインの、こんな名言があるらしい。

「常識とは、18歳までに身につけた偏見のコレクションのことをいう」

「エビデンスがなんね？　だったら漢方薬はエビデンスそのものたい」

田中は、「エビデンス」という言葉があまり好きではない。それはかつて、しばしば「エビデンスがない」の一言で、彼が続けてきた東洋医学の治療法が否定されてきたからだ。

この「エビデンス」とは証拠。要するに、「この薬や治療法にはエビデンスがある」

とは、多くの患者を使って試す調査研究などによって、それが効果があると立証されている場合を表す。

しかもその調査研究は、ほぼ西洋医学の側から行われるのが常であり、たとえば田中が行う「腹診」による治療などは、「単に医師本人の勘に頼ったもので、エビデンスなし」と切り捨てられかねない。

医学界だけでない。この「エビデンス」に、もっとうるさいのがマスコミだ。

仮にテレビの健康番組にある医師に出演依頼しようとする。だが、その人の治療法や理論にちゃんとした「エビデンス」がないと、つい躊躇してしまったりする。お蔭で、田中のもとに来たテレビの出演依頼の中でも、いくつか「東洋医学ではエビデンスが弱い」と最終的にボツになったケースもある。

まあ、ボツの方はかまわない。だが、あまりにテレビ局が「エビデンス」にこだわる点には、田中は疑問を持つ。

「エビデンスゆうても、所詮は平均値。誰にもかれにもあてはまるもんじゃなか」

ナスとトマトとは同じナス科の植物。だが、ナスは水を好み、トマトは乾燥を好む。つまり同じ科の植物であっても、見た目も適した環境も全く違う。まして人間となれば、さらに個人個人で違ってくる。それを、「この薬は100人中70人に効いた、エビデンスがある薬ですから、あなたにも効くはずです」と押し付けられても困っちゃう。

「人の体は1＋1＝2になるとは限らん。3にも0にもなる」

田中は、また野球も例にとって、こう語る。

「球速160キロのピッチャーが打たれて、120キロが打ち取ったりもする。それが野球たい。人の体も変わらん。理屈通りにはいかん」

通常、漢方薬は自然の中の「生薬」の組み合わせでできていて、ほぼ単一の成分から生まれる西洋薬に比べて、エビデンスを示しにくいとされている。

だからこそ、田中も、患者ばかりでなく、西洋医学医師やマスコミや、周囲の人達から「あなたの出す漢方薬はエビデンスがあるのか？」と迫られやすい。

頭痛に効くなら、じゃあどの成分が頭痛にいいのか証明してくれ、とか。それにこたえ得る、確立した医学理論がなかなかないのも、東洋医学の弱点とみられてきた。

そんな時、田中はまたとんでもないことを言い始める。

「漢方薬は、中国で何千年もの歴史をかけて、何百何千万の人体実験をくり返してできあがったもんたい。こんなにはっきりしたエビデンスはなか」

結局、何でも細かく分解し、特定の成分を抽出して、それを調査研究によって、ある特定の病気に対する効果を認定する、という発想自体がすでに西洋医学なのだ。

そこには当てはまらない、まったく違った発想もある、とまず認めるべき、と田中は言いたいのだろう。

すべてを「エビデンス」の一言で片づけるほどには、人間の体はそう単純ではないようだ。

「臓器移植なんて、殺人たい」

「科学」という言葉にも、田中はどこか懐疑的な印象を受ける。

よく、「科学技術の発展により、人間の生活は向上し、あらゆる面が進歩して、人類は幸せになった」と現代社会を、昔に比べて「改善されたもの」とする人達がいる。

世界中の多くが、電気製品はおろかロボット、ＡＩまで使いこなす「科学技術の申し子」ともいえる先進国の人達が、まだその段階に達していない途上国の人達よりも「優れている」と信じていたりもする。

田中にしても、医療の面でも、科学の発達が、多くの感染症を減らしたり、外科手術によって治らない病気が治るようになったりの成果をもたらしたのは認める。

認めはするものの、まるで現代科学があればすべて解決、みたいな「科学信仰」に対しては、「ちょっと違う」と距離を置く。

「みんな、科学教たい」

あまりにも盲信し過ぎている、科学の力で何でも達成できるのではないか、と。

ところが現実に目を向ければ、がんはもとより、生活習慣病にしても花粉症やアレルギーにしても、科学に基づいた西洋医学で治せない病気はあまりに多い。

田中の大好きな腸内細菌にしても、一人の体に、いったいどれだけの数や種類が存在しているのかもわからない。一応、300種類以上はいるらしい、とされてはいる。が、研究を進めていくと、次々と新しい菌が見つかるのだ。

まるでブラックホール。たかだか人間が数百年で築いた程度の科学の力では、到底及ばない深遠さが、人間の心と体の中にはあるのだ。

「科学教」が生み出した究極の形として、田中は臓器移植をあげている。ちょうど人間の体を機械と同一視する発想だ。どこか悪くなった部品があれば、別の、いい部品と交換すればいいじゃないか、という。

しかし、人間の体ってそんなに単純なものなのか？　田中は、講演に呼ばれた時、よく最初に、テレビ番組を録画した動画を聴衆に見せる。

それはイギリスＢＢＣ製のドキュメンタリーだ。まったく知らない赤の他人から臓器移植を受けた人達が次々とインタビューに答えている。ある、心臓移植を受けた女性は、かつてまったく酒を飲めなかったのに、移植後、提供したドナーのビール好きまで受け継いですっかり酒好きになってしまったという。また、もともと文章を書くのなんて大嫌いだった人も、移植後、ドナーの性格を受け継いでポエムを書くのが趣味になったとも。

西洋医学の常識では、こうした「好み」や「性格」などの一切合切のコントロールは脳が行い、「心」も脳に支配されていると考えられている。だから「脳死」状態の人間の内臓を取り出して他の人に移し替えるのも是認されるのだ。

田中は、その「常識」をまず疑え、と促している。

「もし心臓にも、腸にも心があるとしたらどけんとらえたらよか？　生きてるものを切り取ったら殺人たい」

なぜ臓器移植で心までが移植されてしまったか、科学では解明できない。

いや、実はすでに解明していた人がいた、と田中はいう。

後でまた詳しく紹介するが、広島大学の教授だった藤田恒夫の本『腸は考える』の中に「基底顆粒細胞」というものが登場する。人間はすべて脳を中心にして神経によって情報が伝達される、という常識をまず否定して、それ以上のパワーで、腸にあるこの「基底顆粒細胞」の情報収集とホルモン分泌が人体のバランス維持を支えている、と語られているのだ。まさしく「脳より腸」。

この偉大な発見が何故、世間に認められなかったのか？

それは医学界、マスコミに原因がある。すべてを今までの病名医療的考えで作られた「常識」で片付ける世界があるからだ。

そして藤田に、医学界やマスコミは、彼の理論に基づく病気の治療を迫った。

だが、藤田は基礎医学の先生であり、治療は無理。そこで、治せないのは藤田の説が正しくないからと「基底顆粒細胞」理論を否定して、やはり「脳が考える」の方が正しい、と断定したのだ。

では、「脳が考える」と言った医師たちは、本当に患者たちを治せたのか？　いや、治せていない。それだけでなく、治せない病気をすべて「難病」として片づけているのだ。

「みんな、思い上がっとると。「科学」でなんでもかんでも片づけるのはおかしか」

「基底顆粒細胞」の働きについても、全面的に解明されているわけではない。

だが、それを無理にすべて解明しようとするのではなく、その存在を受け止めつつ、より謙虚に、心身のバランスをとるのこそ、医療の進むべき道、と田中は考えているようだ。

所詮、地震や台風などの天災にも無力の人類。

科学の力で自然を支配、コントロールしよう、などというのは思い上がりもはなはだしい。

「よく知らんオバチャンば出てきて、『もっといい先生のところに連れてけ！』と喚くのは、許せん」

「科学信仰」とほぼ同じくらいに深く一般社会に浸透しているのに「大病院信仰」もある。

名門と呼ばれる大学病院や、マスコミにもよく名前の出てくる大病院にこそいい医者が集まっていて、どんな病気でも治してくれる、との思い込みを持つ人は多い。

そのお蔭で、「イナカの開業医」だった田中がどれほど悔しい思いをしてきたかはなかなか余人にはわからない。まして、世間的に胡散臭く見られがちの東洋医学に転じた後には、この「大病院信仰」によってどれだけ多くの患者が離れていったことか。

たとえば、病名はなかなか付けられないが、不眠に悩み、ややうつ気味な症状も出ている患者が田中の元に通っているとする。

もちろんいつものように「腹診」によって患者の症状を確認し、田中は、その症状に合った漢方薬を推しはかって処方する。便秘による腸の働きの鈍化が原因だと判断すれば、まずそこを改善する薬を出す、といったように。

ところが、たとえ本人が納得していても、まわりの人間からしたら、よくわからない。不眠やうつは脳の病気なのに、なぜお腹を触るのか？　なぜはっきりした「病名」を決めてくれないのか？　なぜ最初に脳の検査をしてくれないのか？

そのあげく、出てくる言葉が、

「あんな所には行かずに、もっと大きな、ちゃんとした病院がいい」

こうして田中のもとを去り、大病院に行ってしまうケースは少なくない。

「特に、よく知らんオバチャンが出てきて、文句ばいう」

と田中は嘆く。患者の父母や子供のような身近な肉親よりも、かえって、普段はほとんど付き合いのない親戚のオバチャンのような人がしゃしゃり出てきて、「大病院じゃなきゃ」と強硬に主張することが多かったりするらしい。

それだけたくさんの人達が「病名信仰」「大病院信仰」にとらわれているのだ。

では、大病院のほうが小さい病院よりも優れている、あるいは東洋医学の先生なんて当てにならない、とする根拠はどこにあるのか？　まったくアイマイなのだ。

確かに圧倒的に医療設備は整っているので、大がかりな手術をするなら、大病院に頼った方がいいかもしれない。ただ、それにしても、大学病院などの医療過誤、手術失敗のトラブルは続出している。どの病院を選ぶかは慎重にしなくてはいけない。

大病院の方が「有名」な先生が揃っている、ともいうが、では「有名」とは何なのか？

テレビにたくさん出る先生、マスコミでよく取り上げられる先生が、はたして患者にとって「いい医師」なのか？

研究者としては高名でも、臨床の現場には一切出ない先生だっている。そんな「有名」な先生をありがたがっても、患者の体はよくならない。

また診療についていえば、かえって地元の小さい病院の方がメリットが多い。

まず、大病院では、患者の数が多すぎて、いちいち一人一人に細かい対応なんて不可能だ。

しかも大学病院などは特に顕著だが、担当医師がコロコロ変わりやすい。医師免許をとったばかりの若手に当たる確率も高い。

一方で中小病院は、設備は大病院に比べて貧弱かもしれないが、一人の患者を、主治医として何年、何十年と診続けることができる。患者個々がどんな生活を送り、どんな性格なのかも掌握できる。開業医なら、医師もベテランが多いので、臨機応変に対処してくれる。

ことに患者一人一人の体質に沿ったきめ細かい治療をする東洋医学なら、原因のよくわからない体の不調までカバーしてくれる。

すべて大病院より小さい病院のがいい、というのではない。表面的な権威、ネームバリューに惑わされず、自分がどの病院を選べばいいか考えてみよう、と言いたいのだ。

「病気の時まで見栄や外聞で生きとっても、しょうもなか」

ときどき田中は、関係があるようなないような、こんなつぶやきをする。

「病名医療では、処理しきれん病気はみんな「難病」にする」

何度も言う通り、田中は決して西洋医学を全面的に認めていないわけではない。感染症の治療や、救急治療など、明らかに西洋医学が優れているジャンルがあるのはわかっている。

だが、「人間の体は基本的にみんな同じ構造」という発想のもとで、とりあえず症状が出れば「病名」をつけ、それにそった治療を施すやり方が、今、行き詰まりつつあるのを、彼は痛感している。

パーキンソン症候群のように難病指定されているものばかりではない。糖尿病、高血圧などの生活習慣病と呼ばれるものにしても、インシュリンや降圧剤を使えば治るわけでもなく、食生活などの生活習慣を変えよう、と医師は指示してくる。だが、何をどう変えれば改善するかははっきりしていないし、全快はほぼあり得ない。

拒食症、自閉症、登校拒否といった「心の病」にしても、薬を処方すれば必ずよくなるわけではない。かえって、大事な腸が破壊されて、悪化することも珍しくない。もっと身近な例でいったら、花粉症だ。目がかゆいからと目薬を処方して、鼻水がでるからといって鼻炎薬を処方し、それで表面の症状は抑えたとしても、花粉症が治るわけでは決してない。

エビデンス重視、何ごともスッパリと数字で割り切れないと困る西洋医学の世界では、こうした、割り切れない病気は、すべて「難病」になってしまう。

「だから、もう最近はどこもここも難病だらけたい」

ところが医療の現場では、それらの「難病」を何とかしよう、との熱気はあまりないように見える、と田中は感じている。

「今の医者は死ぬ病気以外、あんまり本気でやらん」

これが、田中なりの一つの結論だった。

がんかもしれない、となったら、ほっといてもいいようなポリープでも大騒ぎして手術で切ろうとしたりするくせに、命にかかわらない病気となると、もう病名さえつけてしまえば一安心。あとは個々の症状などを細かくチェックもせず、ほぼ機械的に治療薬を出す。

花粉症にしてもアレルギーにしても、症状を抑える薬だけを出して、根本である体質改善までは手を付けない。「いいじゃないか、死ぬわけでもなし」なのだ。

多くの医師にとっては、命がかかっていてもなかなか治せない病気こそが「難病」であって、そうじゃないものは、「難病」のうちに入れていないのかもしれない。

あるいは科学的に分析しきれない病気はお手上げなのかもしれない。

こうした「難病」の分野こそ、国も、医師たちもあげて、もっと東洋医学の発想をとりいればいいのに、と田中は力説する。

「体質そのものば、変えんといかん。そのためには、根っこである腸をどげんかせんと」

少なくとも、「難病」ばかりを増やしている病名医療は、変わりつつある病気の現状に追いついて行けてないのかもしれない。

「健診で何がわかる？　治療法じゃなか。数字たい」

病名医療につきものといったら、検査だ。

今の病院は、問診や身体診察よりもかえって検査を重視する傾向が強い。まずはどんな数値が出たか？　レントゲンやＣＴの画像に異常はあるか？　それらが、医師本人の感覚よりも優先されたりもする。

やむを得ない事情もある。患者が、そうしたデータを求めているのもあるし、病院側としても、後になって「誤診」と騒がれたりしないための予防手段の一面もある。

そして何より、検査をすればおカネが入り、病院経営にプラスになる。保険の中で検査の占める割合は高く、検査料は、どこの病院でも重要な収入源となっている。

だからこそ、多くの病院が、億単位の資金を出して、がんの検査用のＰＥＴを導入したりもしたのだ。地方の小さい病院だってＣＴやＭＲＩはけっこう備えている。

しかし、開業医だったころから、田中は検査にはあまり積極的ではなかった。

レントゲンは被ばくであり、体に対するリスクがある。それに、何でも数値で病気を判断するというやり方が、どうもあまりしっくりこなかった。

それでレントゲン設備が故障しても、

「どうしても撮ってほしかったら、よそでやりゃいいけん」

とそのまま放置したりした。

数字や機械以前に、どこか自分の診断を信じたい、そういう気持ちが強くあったのだ。

東洋医学に出会い、腹診をするようになって、はっきり田中は自分の進むべき道を確信した。

前にも書いた「未病」の問題にしてもそうだ。たとえばある中年女性は、絶え間ない耳鳴りに悩まされ、睡眠不足で体調が悪化している。だが、検査をしても異常はまったくない。

そこで医師からは「単に年齢的なもので、いずれ落ち着く」と言われてしまう。要するに「病名」はつけようがないのだ。しいて強引につけるなら「更年期障害」。

だが、その女性のお腹を田中が腹診すると、お腹が煮えくりかえるように波打っていた。

いわゆる「疳の虫」で、お腹のバランスが大きく崩れた状態。すぐに彼女の症状に見合った漢方薬を処方すると、次第に症状は収まっていったという。

もちろん「疳の虫」だからといって、誰にも同じ薬を出すのではなく、人によって「合う薬」が違うのはいうまでもない。

数値や画像でわからないところに、本質的な体のトラブルがある場合が多いのは、田中は肌で感じている。

数値の話になると、田中は妙な話をまた持ち出してくる。

「まだ日本人の背が低かった時代は、身長180センチ超えただけで、ホルモン異常の病気じゃなかか、と疑われた。数字はただの目安。頼り過ぎたらいかん」

以前は「年齢＋90」以内が最高血圧であればいい、などといった定説も語られてきたが、最近では最高血圧が１４０を超えたくらいで、もう降圧剤を処方されてしまったりする。

あれなど、病院と製薬会社が手を結んで、薬を出しやすい基準を決めた結果、とのうがった見方さえある。が、どちらにせよ、数字ばかりが独り歩きし、どの人間も同じ基準に当てはめてしまう所から起きた現象には違いないのだ。

最高血圧１６０でも１７０でも元気で暮らしてる人もいれば、１４０以下だって不調に悩む人はいるのに。

「なぜ老眼ば問題にせんのに、脳の老化やがんは大騒ぎばする？」

人は次第に衰えていって、やがていつかは死ぬ。

これは絶対権力者・秦の始皇帝ですら逆らえなかった運命だ。

長い人生を死に向かって走り続けているといっていい。だが、現代人はそれを忘れてしまったのではないか、と田中は考えている。

「自分は死なんように思っとる人間が多すぎる」

というのだ。

昔は、体が衰えてきたら、それを受け入れ、自然の流れに逆らわずに、次第に死に向かって近づいていった。

が、今は違う。西洋医学における病名医療が発達し、一つの部位ごとの病気に対する対処法がどんどん生まれて、「病気は克服するもの」になっていった。かつてのように、「歳をとったんだから仕方ない」と受け入れるのが「負け」のように思われる時代が来たのだ。

しかも、医療制度が進んで、昔なら地位の高い人や金持ちしか受けられなかった医療を、今では一般人まで受けられるようになった。

そのあげくに登場したのがアンチエイジングだ。

「老化」という自然の摂理に逆らって、どんどん若くなりたい、などというのは、「ピッチャーがバットば投げて、バッターがボールで打つようなもんたい」

つまりムチャクチャ。

さらに、田中が解せないのは、同じ老化でも、「老眼」は素直に受け入れるのに、頭がボケる「老脳」は大騒ぎすることだ。

人間の体を、一つのものとして見ずに、部位ごとに細かく刻んで見てしまう「現代の常識」が、こんなところにもあるという。


受け入れられずに闘ってしまう最も顕著な例ががんだ。

最近、よく言われているものに、がんにも「本当のがん」と「がんもどき」とがある、という「がんもどき理論」があるが、田中の考えはまたちょっと違う。

一方に、転移する「本当のがん」があるのは認めるとして、もう一方には、普通の細胞ではないが、がん細胞ともいえない「異型細胞」がある、と説く。

年老いれば、この異型細胞は誰にも生じてしまう。頭がボケるのと同じで、正常な細胞を作る能力が少しずつ減少していくからだ。

だから、この異型細胞は放置していても、「本当のがん」にならない限りはそう心配はいらないし、体内の自然治癒力で処理も出来得る。

だが、病院で検査をすると、それまで「初期のがん」と判断される。

途端に、医師の方も気合が入ってくる。病名が「がん」で、命にかかわるとなると、熱意がまったく違ってくるのも、病名医療の大きな特徴だ。

抗がん剤がいい、放射線治療だ、いや早いうちに手術で切っておくべきだ、などと周囲が騒ぎ立てるうちに、患者は治療によって瞬く間に弱っていく。

夢のがん治療薬といわれ、またあまりにも価格が高価なのが話題になったオプジーボにしても、効果があったのはがん患者のうちの約2割だけ、とのデータもある。よくなるかどうかもわからない薬のために、貴重な財産と患者の体力を消耗して、はたしていいものか。

「無理しても、体にいいことはなか」

東洋医学は、人間に無理を強いない、と田中は言うのだ。

「国や薬メーカーや病院の都合で、患者が動かされる必要はなか」

国の方針転換で、田中も開業医時代、何度も辛い目にあってきた。

最もシンドかったのが、国が、いきなりお年寄りの長期入院に対する保険の点数を一気に下げた時で、長期入院を経営の柱にしていた田中の病院は突然、土俵際においいつめられた。

やむなく何人もの従業員をリストラしなくてはならなくなった。

だからこそ、病院が検査や薬の処方や、儲けになりそうなものに力を入れる現実はよくわかる。

とはいえ、近年は、国やメーカー、それに病院側の都合で患者が動かされる例があまりに多い、と田中は嘆く。

最近はやや落ち着いたものの、腎不全となったら、そんなに症状が重くない患者にも人工透析を勧めるのも、ほぼ病院側の都合だ。死ぬまで透析は続き、病院はずっと治療費を国から受けられる。

高齢者用の肺炎球菌ワクチンなどは、薬品メーカーが国を巻き込んで、うまい「儲けのネタ」を掴んだ一例だ。「お年寄りになったら、肺炎はおそろしいですよ」といいつつ、介護施設での実験結果をもとに、ワクチンの有効性についての「エビデンス」を作ってしまう。

国にも認めさせたうえで、健康な高齢者にも、肺炎予防としてワクチンをすすめる。結果的にメーカーは莫大な利益を得る仕組みだ。

時期が来ると騒がれるインフルエンザのワクチンにしても、本来、インフルエンザは毎年、新型が出るのだから、ワクチンの有効性がそんなに高いはずもない。だが、国や製薬会社、それにマスコミの煽りによって、まるで早くやらないと倒れて死んでしまうかもしれないような気分にさせられてしまう。

「医は仁術」などと古い言葉を持ち出すのもなんだが、田中もしみじみつぶやく。

「医療が商売になりすぎとるけん」

「医療のビジネス化」は急速に進んでしまっているわけだが、根本原因となっているのは、「病名医療」の浸透、と田中はとらえている。

やってみたら、こんなに楽で、効率的で儲かるシステムはないのだ。

とりあえず「腎不全」と病名を決めてしまえば、あとはオートメーションで患者を人工透析の方に送り込み、治療費の大部分は国に請求して、儲けをゲットする。完治の見込みはないのだから、ずっとそれを続けられる。

「うつ」と診断すれば抗うつ剤を、がんなら抗がん剤を、と自動的に処方し、それ用に大量生産で薬を作っておけば、メーカーにとって利幅も大きくなるし、リスクも少ない。病院にも利益の分け前は行く。

田中が選んだ東洋医学の「腹診」は、そのビジネス化に背を向けた世界だ。一人一人の患者のお腹をいちいち触って、その患者の症状に合いそうな漢方薬をブレントしていくのだから。しかも、一度でピッタリの薬が見つかるのは珍しく、何度も試行錯誤を繰り返しつつ正解を探っていく。

手間ばかりかかって、儲けにはならない。「病名」を決めて、自動的に「それに合う」と「エビデンス」で認められている薬を出す方が早い。

だが、「変わり者」田中は「それは絶対しない」と力強く言い切る。

「オイは、ベンツを乗り回す医者になる気はない。患者に、先生にしか頼れん、といわれる医者になりたか」

東洋医学との出会いによって、自分は病名医療の呪縛から解き放たれて、「頼られる医者」になった、と胸を張る田中だ。

第三章

「考えているのは脳ではなく、腸たい！」

田中保郎、「腸」を語る

「治療すべきは本質たい」

どうも、ここまでずっと、まるで田中の「なんでみんな、西洋医学の病名治療がいいと〝洗脳〟されとっと」というグチ話を聞かされている気にもなっていた。もっと東洋医学を見直せ、といった熱い気持ちはわかる。でもじゃあ、具体的にどう見直せばいいのか、となるのは自然の流れだ。

だからこれから、当然、田中の「東洋医学はここがよか」話になるだろうから、章の副題も「田中保郎、「東洋医学」を語る」に、最初はするつもりだった。

だが、彼の話を聞くうちに、その東洋医学を突き詰めていくと、最終的には「腸」、しかもより小腸に行きつく。そこで、副題も「「腸」を語る」にした。

で、話はいきなり2600年前の中国に飛ぶ。

実はその時代、田中によれば、中国では、今の西洋薬のような薬が盛んに出回っていたらしい。頭痛が出れば痛み止め、熱が出たら解熱剤といった、症状に合わせた対症療法の薬が流行して、しかも大きな効果を発揮していたとか。

だが一方で、解熱剤で体調を崩したり、睡眠薬で感情のコントロールが出来なくなったりの、いわゆる副作用の問題も起きたらしい。それに、体全体ではなく、症状が出た部位を治す対症療法では治しきれない「難病」も沢山出てくる。

さて、では「難病」をどう治そうか、と中国人は600年に渡って議論を続けた。

その結果、まとめられたのが『黄帝内経』なる本だという。

『黄帝内経』は、「頭が痛かったら、こう治せ」とか、「便秘になったら、こうしよう」などといった、病名や症状ごとに対応策を解く、いわゆる症例本ではない。もっと根本的な、「医学はどうあるべきか」を語った、哲学書とされている。

そこで、結論として書かれているのが、たった6文字。

「治病必求於本」

一言でいえば、「目先の病気や症状にとらわれず、「本質」を治療しろ」

初めてこの言葉を知った時、田中はまるでチンプンカンプンだったらしい。

「わかりゃせん。オイがずっとやっととった西洋医学の発想と、まるっきり違っとったけん」

ただ、とても新鮮に感じた。大学でも、病名や症状にとらわれるような教えを受けていたし、医師になっても変わらなかった。それをいきなり「とらわれるな」なのだから。

とはいえ、じゃ「本質」が何なのかはさっぱりわからない。

いろいろと思い惑っている中で出会ったのが、江戸の漢方医・吉益東洞の

「万病は腹に根ざす」

だったのだ。すべてはお腹を診ろ、と。

そして日本には、漢方の母国・中国にはない、独自の診療法である「腹診」があるのも知った。

西洋医学が置き去りにしてきたような「難病」、アトピーでも、花粉症でも、あるいは生活習慣病でも、まずお腹を診て、そのバランスを整えれば、対症療法の薬を飲むより、よほど症状改善が進む、という。

要するに、「本質」とは「お腹」なのだろうか？　田中はまだ、雲をつかむ心境だった。

「腸ば「根っこ」と、ようやく気付いたと」

何事もチャレンジしてみるしかない、そう考えた田中は、まずは「腹診」を試みてみた。

お腹の様子を触ってみて、バランスの崩れを感じたら、それを正常に戻すべき漢方薬を決めて処方するのだ。頭痛だから頭を診るとかではなく、どんな症状の患者に対しても、まずお腹を診る。

すると、大きな病院で治らなかったアトピー患者や、他ではサジを投げられていたような、うつやパニック障害の患者が治ったり、劇的に改善したりしていく。

１００％ではない。でも、西洋医学の世界では治しようのない「難病」とされるものが、少なくとも「イチローの打率」くらいはよくなっていく。

「あ、本質はこれたい」

田中は確信した。

ちょうど同時期、彼は盆栽を育てており、そこでも、一つの発見があった。

盆栽の葉っぱはよく枯れる。果たしてその原因は葉っぱにあるのか？　それとも別のところにあるのか？

数多くの作物を育てている農家に聞くと、すぐに答えが返ってきた。

「根っこですよ」

この言葉が、田中のその後の人生を決めた。


結局、根本的なところを治療しなければ、体質は変わらないし、また病気になりやすくなる。だから葉っぱが枯れかけたとしても、まず手を付けなくてはいけないのは根っこではないか？

では、人間の体の根っことなるのはどこか？　植物の根っこは、水分や栄養分を吸収するところ。それにあたるとなると、人間の体では腸だ。

田中は、その腸でも、特に小腸の働きに着目した。

腸といえば、もともとは単に栄養と水分を吸収するだけの臓器として軽視されて、小腸となると、医療の世界でも、がんが生まれやすい大腸に比べても、さらに注目度が低かった。

肥満を治すために小腸の一部切除まで行っていた病院もあった。

「とんでもなか。小腸ばなめたらいかん」

田中はそんな心境だったろう。彼は腹診を通して、すでに小腸の重要性に気付いていた。体全体のバランスを司り、その人の体質まで決めてしまう働きをもっているのが小腸だと。

現実に、腸内細菌の研究などによって、その後、彼の直感の正しさはわかっていく。「腸こそが、人間の体の根っこ」。その理論を彼は「東洋医学考根論」と名付けた。

「ようやく、『腸が考える』をたくさんの人達が理解してくれて、嬉しか」

「腸」にのめり込み、片っ端から腸に関する本を読むようになっていた田中に、決定的ともいえる影響を与えたのが、前にも登場したが、新潟大学の名誉教授でもあった解剖学者・藤田恒夫の『腸は考える』（岩波書店）だった。

この本が出版されたのが１９９１年。まだまだ人間の体の中で「考える器官」といえば脳であり、腸なんて栄養吸収してウンコ作るだけの臓器じゃないか、と軽視されていた時代。

藤田は、「脳だけじゃなく、腸だってちゃんと考えているんだよ」と書いて、読者たちを驚かせた。

「腸が考えている」例としてまずあげたのがクラゲやイソギンチャクなどの腔腸動物。彼らは胃も肺も、脳すら持っていない。しかし、お腹がすけばエサを捜すし、子孫を残すための行動もする。体を動かすためには、どう行動したらいいかを考え、指示を出す器官がなくてはならない。

じゃあ、腸しかない動物がどこで考えるのか？　腸しかない。ただ、ここでいう腸とは、口と肛門とが同じ場所にある「腸管」のことだが、この腸管がまさに腸の元であり、やがて内臓や脳にまで分化していく。

「脳ば、もともとは腸の一部たい」

田中は、脳こそが人間の心身をコントロールしているとの見方を、発生学的な観点からも否定する。

それで「腸は第二の脳どころか、脳が第二の腸」と主張して、長く、「おかしなことを言う変わり者」の扱いを受け続けたのだ。

ごく近年になって、ようやく腸の数々の働きが認められるようになって、「腸が考

える」という考え方も認められるようにはなってきた。だが、

「まだまだ世間は脳の方が腸より上と見とる」

「変わり者」は相変わらずご不満なのだ。

もっとも、

「実は、昔の人間の方が腸の大切さに気付いとった」

と言いつつ語り始める田中の「腸」文化論には、それなりの説得力がある。

いわく、日本では「腸（はらわた）が煮えくり返る」「断腸の思い」といった、「腸こそが考え、腸にこそ心がある」と思われるような言葉がいくつもある。

また、武士が行った「切腹」にしても、ただ腹を切るだけでは何時間も死ねずにのたうちまわる。それをあえてやったのは、死ぬための行為というよりは、「自分の腹は黒くない」ことを証明する意味がある、と田中はいう。

当時の人達が、腸にこそ「真心」があると信じていた一つの証だ。

現代でも、ボクシングでは、頭や顔を殴るのは許されても、ヘソから下を殴るとローブローとして反則になる。それは腸が脳以上に大事な器官なのをわかっているか

らではないか、と田中は解釈する。

ちょっと強引かな、と首をかしげつつ、田中の熱のこもった「慣用句」「切腹」「ローブロー」の三題噺を聞かされると、だんだん「そんなもんかなぁ」と説得されていく。

今でこそ同意する人もいるとしても、たぶん誰もが「脳至上主義」で頭がカチカチになっていた10年以上前、聞かされた人たちは彼をどう見ただろうか?

「変わり者」どころか、「ちょっとアタマのイッちゃった人」と感じたかもしれない。

しかし、この、周囲の目など気にしない心地よいほどの「イキっぷり」が田中保郎の持ち味であり、魅力でもあるのだ。

「腸は「ぬか床」たい」

腹診を通して患者のお腹、特に腸の状態を知り、それに合わせた漢方薬処方によって、田中は、西洋医学では手が出せなかったたくさんの症状を改善してきた。アトピーや花粉症から、アルツハイマー、パーキンソンなど、非常に幅広い。

その治療の積み重ねによって、ますます「腸こそが体の根っこ」であって、心身をコントロールしている、との確信を持った。と同時に、彼は腸、ことに小腸が、「あるもの」にとても似通っているのに思い当たった。それが、

「ぬか床」

キューリやナスなど、いろいろな野菜を漬けて「ぬか漬け」を作る、あの「ぬか床」だ。

微生物の「発酵」によって、長期の保存が出来るようにすると同時に、独特の旨みを生み出す。その微生物の代表が乳酸菌であり、乳酸菌が糖を分解する乳酸発酵をすることで、保存がきき、おいしく、食べると体にもいい成分が生成される。

まさに、ちょうど同じようなことが、腸の中でも行われている、と田中は考える。体の中に入ってきた食べ物の中でも、消化酵素だけでは分解しきれない繊維物質、たんぱく質、糖質と言ったものを、「発酵」によって身体に有益なものに変えてくれる。

この「発酵」に関わっているものこそが、腸内細菌なのだ。

腸内細菌や、その集合体である腸内フローラについては、またあとで触れる。とりあえずは「ぬか床」だ。

この「小腸はぬか床」理論は、すでに２００４年、『メディカル朝日』という雑誌

に田中の文章が掲載された際、その中で出てくる。10数年唱え続けているわけだ。腸という「ぬか床」には、体全体のバランスを整える働きや、体に悪い影響を与える物質を排除したり、無毒化する働きもある、と田中は言う。

田中は、究極のところ、人体の根っこである腸に向かう医学、それが東洋医学だ、とまで言い切る。

「根腐れば治さんと、病気は治らん」

病気とは、植物における「根腐れ」であり、花や葉っぱの方ばかり目を向けていても、本質的な解決はない。

しかし、もしも植物の根っこが腐ったら、果たしてどうするか？　土壌を耕したり、水分を調節したり、温度調節をしたりもする。

ぬか床も変わらない。ぬか床をかき混ぜたり、水分や温度の調節をする。

人間の腸も同じ理屈だ。腸という「ぬか床」を整えるためには、こうした作業をしなくてはいけない。何がするのか？

「それは漢方薬たい」

田中いわく、腸に、この三つの働きかけをして「ぬか床」を整えるために漢方薬は開発された。現在は治療法の見つからない「難病」とされたものでも、「ぬか床」を整えれば治るものはいくつもある、と。

ただし、あくまでも、漢方薬を「ぬか床」を整えるもの、として利用する場合に限って効力を発揮する、と田中は強調する。

「病名漢方は、危険な落とし穴たい」

繰り返すが、症状や病名に合わせて、たとえば西洋医学式に「風邪なら葛根湯」のような形で漢方薬を使うのはとんでもない事態を引き起こしかねないというのだ。前にも書いた、肝臓病に効果があると使われた小柴胡湯の副作用で、数十人の人たちが亡くなったように。

価値観がそもそも違う。部位や症状ごとに分類して、そこで起こるトラブルを一つ一つ敵として「克服」していこうとする医学と、病気さえも包み込んで「共存」していく医学では。

漢方薬は、その後者のような価値観の中でしか有効には働けない。田中も同じ価値観の中で生きている。

腹診によって、はじめて「ぬか床」の様子を知るが、決して「病名」が何かを決めるわけでもないし、症状ごとに、出す漢方薬のパターンがすべて決められているわけでもない。

どこまでもオーダーメイドなのだ。

「人の体も心も、腸内細菌ばないと、どうにもならんたい」

さて、人の心身を司る腸。そこで大切な役割をつとめているのが腸内細菌であり、その集合体が「腸内フローラ」と呼ばれているものだ。

しかし、まったくここ2~3年ほどの「腸内フローラ」のもてはやされ方は、ちょっと異常なくらい。やはりNHKスペシャルで2015年2月に取り上げられたのが大きな影響を与えたのだろうか。

あの番組では、まるでがんや糖尿病、肥満、老化などまで、腸内フローラを整えれば解決する「特効薬」のように描かれていた。しかも、その腸内フローラは、ウンチを使った便微生物移植で他の人にも移植できる、と。

世の中のほとんどが、腸を軽視し、腸内細菌とその集合体である腸内フローラに目を向けなかった時代から、腸内細菌の重要性を訴えていた田中。「特効薬化」に対しては批判的なものの、今でも、

「まだまだ世の中ば腸内細菌に対する尊敬が足らん」

と言い切る。

とにかく腸内細菌の働きは多岐にわたっているのだ。

体の外から侵入してくる病原菌やウィルス、体の中の発生する悪性細胞を見つけて撲滅する「免疫力」を高める役割がよく知られている。つまりガードマン。

人間には、自分の力で病気やキズを治してしまう「自然治癒力」が備わっているが、そこでも腸内細菌は活躍する。たとえば糖や脂質の代謝を活性化して、糖尿病や肥満になりにくい体を作るのもその一つ。

体を整えるホルモンやビタミンの生産にも関与していて、不足すると「うつ」やアルツハイマーなどの症状が出る原因となるセロトニンの合成にも関わっている。

肝臓や腎臓、脳などともつながり、その機能を生かすために働いている菌もたくさんある。

要するに、人の心と体のバランスが崩れないように、また崩れたら正常に戻すように、日々黙々と働いてくれているもの、と考えればいい。

この腸内細菌、現在、「科学的」に分析しようとの研究が世界各地では進められている。

たとえば遺伝子研究の分野で。

「メタゲノム解析」という新しい解析法で腸内細菌の分析が行われ、その遺伝子組成などが少しずつ明らかになるとともに、新発見の腸内細菌の種類、数も飛躍的に増えてきた。

たとえ血縁関係があっても、一卵性双生児でも、まったく同じ腸内フローラを持った人間は別にはいないのもわかってきた。

だが、では結局、腸内細菌は何種類あるのか？ それぞれの菌がどんな働きをしているのか？ 完全に解明されているわけではない。善玉菌と悪玉菌、それに中間の日和見菌の三種類に分かれ、善玉菌優位ならば、腸内細菌は体のためにいい活動をし、悪玉菌優位だと体は不調になり、病気にもなりやすくなる、といわれる。

ところが、この善悪すらも、悪玉菌に分類されているのに、実は善玉菌を助けたりしているものもあったりして、そう簡単には割り切れないのだ。

数だって、人間一人に１００兆個といわれたり、１０００兆以上あるといわれたり、バラバラ。

この菌が、こんないい事をしている、といちいちエビデンスを示すのも、とても難しい。科学ではわからないことだらけ。というか、腸内細菌は、どこか「科学」とは馴染まない、何かもっと神秘的な存在なのだ。

正体は完全にはわかっていない。でも、ずっと人間の腸管で「共生」して、宿主である人間の体と心を守ってくれるもの。

これを安易に「糖尿病を治す」とか、「がんを改善する」とか、病名医療的な視点から見るのは、どうも違う、と田中は考えている。

「腸内細菌は『一生の友達』たい。だから毎日『おはよう』『おやすみ』と、ちゃんと挨拶せんといかん」

だが、田中の話を聞いていると「友達」ではなく、「恋人」なんじゃないか、と思えてきたりもする。

「草食の牛や馬や象が、なんであんな大きな骨や筋肉ば持つと思う？　腸内細菌のおかげたい」

田中が腸内細菌の素晴らしさを語るとき、必ず出るのが牛や馬の話。出会って5年程になるが、数十回は聞かされている。

まず、こんな問いかけから始まる。

「草食べとる牛や馬や象が、なんであれだけ大きい筋肉や骨ば持てると思う？」

もうこちらとしても答えは知っているわけだが、一応、慣例として、こう返す。「なんでなんでしょうね？」

すると田中はニッコリしてこう答えるのだ。

「腸内細菌の力たい」

簡単にいえば、草の中にあるセルロース、いわゆる食物繊維などの栄養分から腸内細菌をはじめとした微生物がたんぱく質を作り出し、そこから筋肉や骨が形成されていく。

さすがに人間ともなると、腸内フローラの構成要素が違って、牛のように、少量の草だけ食べても、たんぱく質をたくさん生み出せるわけではない。

ただ、そこに話が進むと、さらにまた田中の得意な「パプア族」エピソードが出てくる。

ほぼイモばかり食べているニューギニアのパプア族。しかしそこの男たちは揃って筋肉隆々で、見るからに逞しい。研究の結果、彼らのお腹の中には、空気から取り込んだ窒素をたんぱく質に合成してしまう腸内フローラの活動がとても活発だからしい。

つまり筋肉の元は食べ物でなく、空気なのだ。

そのかわり、たまのお祭りで豚肉を食べたりすると、お腹壊して、ひどい場合には死に至るとか。

この話も牛や馬ほどではないが、10回以上は聞かされている。

やがて次第にエスカレートして、こんなことまで言い出す。

「腸内細菌があれば、ホントにかすみば食って生きていけるかもしれん」

おいおい、それじゃ中国の仙人じゃないか、まさかそんな・・・と田中の顔を見ると、ほぼ真顔なのだからちょっと恐ろしい。

もっとも、枝豆の根っこに付いている根瘤菌は、空中の窒素を取り入れてたんぱく質に変えている、ともいわれる。

つまり、それなりの理屈は立つのだ。窒素をたんぱく質にするだけでなく、牛などの例では、本来なら排泄されてしまうような老廃物でも、腸内細菌の力で再利用されているとか。

ごく少量の食べ物、あるいはまったくの「不食」でも、腸内細菌が健全に働いてくれれば、生存は可能かも？　いや、田中の話をすべて信じていいのか、躊躇させられる。

ただ、反対に、腸内細菌が壊滅的に破壊されたなら、たぶん人間は生きていけないだろう、と田中は推測する。

例としてあげたのが、原爆による被害だ。広島や長崎で、原爆の放射能によって骨髄による造血の機能が働かなくなったために白血病などの血液の病気で死んだ人が多数出たといわれる。田中はそれに加えて、放射能で腸内細菌を殺され、免疫力を失ったのも大きな原因だろう、というのだ。

もはやウィルスなどの外敵の侵入を防げないまま、体が蝕まれていったのだろう、と。

「基底顆粒細胞ば、もっと注目させねば」

腸内細菌と並ぶ田中の大好物に、前も触れた「基底顆粒細胞」がある。

これは、田中が強く影響を受けた藤田恒夫の『腸は考える』で詳しく触れられ、それを読んで以来、田中は腸内細菌に劣らないくらい、心と体のバランスをとるために大切なものだと意識するようになった。

『腸は考える』によると、まず腸は運ばれてきた食物をすぐに分析し、すい臓、肝臓などに指令を出して、適切な化学物質を分泌させる。で、その指令を担当しているのが、主に腸の基底顆粒細胞から放出されるホルモンであり、この基底顆粒細胞は、細胞の先端にブラシ状のアンテナ機能をつけ、底にホルモンを含んだ顆粒を持つ。

つまりアンテナで情報を受け、刺激に応じてそこのホルモンを放出する。

こうした基底顆粒細胞は舌で食物の「うまい」「まずい」などの情報を受ける「味蕾」をはじめ、体のあちこちに存在するらしい。たとえば肺には炭酸ガス濃度を測定するそれがあり、皮膚の下にもあって、かりに他人と肌が触れた時に、「気持ちいい」「気持ち悪い」などの情報を感じたりもする。

そしてこうした情報は、ホルモンを通して脳や腸に伝わっていき、神経、筋肉、血管などにも作用する。

田中は、診療の一部として行ってきた鍼灸の経験から、この基底顆粒細胞の存在をすんなりと受け入れた。鍼やマッサージの本来の目的は、患部の刺激というより、皮下から全身の基底顆粒細胞を刺激してドーパミンを放出させ、それで全身のバランスを整える効果があるのではないか、と。

通常、神経が情報を受けてホルモンを放出させる、とみられていたのが、それ以外にも別にまたホルモンを出すルートがあるというわけだ。

中でも、中心的な役割を果たしているのが腸の基底顆粒細胞だ。

かつては腸の基底顆粒細胞から出るホルモンは消化器系のものだけと考えられてきた。しかし研究が進んでいくうちに、ニューロテンシンをはじめとして、脳に存在するすべてのホルモンが腸の基底顆粒細胞から出ているらしい、という研究結果が出た。

人の心に平安をもたらし、それが十分にあれば「うつ」にならないセロトニンさえ、分泌するのは腸の基底顆粒細胞であるのも。

しかも、田中いわく、神経によって脳から伝わる指令は、ちょうど有線の電話のようにゆっくりなのに対して、基底顆粒細胞のホルモンは、携帯電話の電波のように、すばやく、体の各所に伝わっていくとか。

また、この基底顆粒細胞は、田中が治療に使う漢方薬と、とても相性がいい。体質さえあえば、葛根湯や小青竜湯などは、基底顆粒細胞に作用して、素早く効果を発揮するといわれている。

だから、腸内フローラと基底顆粒細胞は、互いに手を取り合って心身のバランスをとるために働く中心選手、というのが田中の位置づけなのだ。

ところが近年、「腸内フローラ」についてはテレビをはじめ、盛んにとりあげられて有名になった一方、基底顆粒細胞の方はさほど名前が広がらない。

そこが田中は不満でたまらない。

「基底顆粒細胞の価値ば、なぜみんなわからんとやろう」

とよくコボす。極端にいうなら、体のバランスを腸内フローラが担っているとしたら、心のバランスは基底顆粒細胞が担っている、といっていいくらいなのに、と。

「腸内フローラの時代が来たんですから、そのうち基底顆粒細胞の時代も来ますよ」

そう話しかけると、ようやく少し気持ちが落ち着くらしく、「たぶん、そうたい」とうなずく。

まるで、せっかくいい仕事をしているのに、なかなか周囲にその仕事ぶりを評価されない「親友」の不幸を嘆いているみたいな趣がある。

「三つ子の魂、百まで。3歳までに腸ば、できる」

田中がしばしば口にする言葉の一つに、「三つ子の魂、百まで」もある。

これは、通常の受け取り方だと、3歳までに「脳」が受けた教育やしつけで出来上がった性質は、たとえ百歳になっても基本的には変わらない、となる。つまり幼児期の「脳育」がその人の一生を決める、というわけだ。

だが、もちろん「脳より腸」と長年主張している田中が、それに同意するわけがない。

「脳育よりも腸育たい」

となるのは、当然の道筋なのだ。

何しろ2016年には『一生健康にすごせる「腸」は3歳までに決まる』(河出書

房新社）なんて本まで出しているくらいだから。

たとえば以前、彼のもとに、ある30代の女性患者がやってきた。彼女はずっと喘息に苦しみ、風邪をひくと、すぐに寝込む。カッとなると感情をコントロールできなくなり、自殺未遂も何度もしていた。

それで田中が腹診をしてみたら、お腹のヘソの左側に動悸があり、左のお腹の筋肉が固くなっている。彼の診断では、明らかに「疳の虫」の状態だ。幼児期に出来るはずの腸内環境、特に腸内フローラと基底顆粒細胞が未熟なまま成長して、30年以上たってもずっと尾を引いているとか。

聞けば、彼女、両親はすぐに離婚し、幼児期は継母に毎日のように「幼児虐待」を受けていたらしい。

怖い話だ。３歳までの「腸育」に失敗すると、20年たっても30年たってもずっと尾を引くというのだから。

最近、「引きこもり」が激増するなど、社会に適応できなくなった若者が増えている要因としても、３歳までの「腸育」がうまくいかなかったから、と田中は見ている。

「大部分は脳の病気じゃなかか。腸たい」

現実に若い人達を腹診してみると、前にあげた30代女性のような患者がとても多いらしい。いわゆる「疳の虫」だ。腸内フローラと基底顆粒細胞が育たないままに、体だけが大きくなってしまったのだ。

「今の日本を見てたら、しょうもなか」

と田中も嘆く通り、現代日本には、「腸育」を妨げる要因があまりにも多い。

スーパーに行けばインスタント食品や食品添加物の多い食品が多く並び、共稼ぎやシングルマザーが増えて、子育てに時間と手間をかけられる母親が減ったこと。

核家族化の進行が激しく、母親が子供の面倒をみられなければ代わりに祖母がみる、といった環境がなくなっていること。

誰もがあまりに「きれい好き」になって、子供を「無菌」状態にし、かえって菌に対する適応力や、病原菌などへの抵抗力をなくしていること。

まあ数え上げたらいろいろある。

しかし、腸の価値が見直されている今に至っても、まだ世間的には、「腸育」よりも、より「脳育」の方に目が向けられている。

いい脳を作るにはこんなオモチャを与えなさいとか、いい脳を作る音楽はこれだ、とかの「脳育情報」が溢れかえっているのだ。

今後、さらにインスタント食品や冷凍食品の比率が増えていくと、本当に日本人の腸がどうなるのだろう、と田中はとても心配している。

「いい腸を作るには、まずいいウンチば出すことたい」

田中は、いい腸内細菌を作るのには、1歳半から2歳くらいまでの「腸育」が大事、と語る。その人の基本になる腸内フローラの構成、どの菌が棲みつき、どの菌は棲みつかないかは、ほぼそのくらいの年までに決まってしまうらしいのだ。

また、腸の基底顆粒細胞も、ほぼ3歳くらいで基本形が固まってしまうという。としたら、もう3歳までにうまく育てそこなった腸は、それ以降で改善していくのはむりなのか？

「芯はなかなか変えられん。だが、そのまわりば変えられる」

野球の好きな田中は、今度は野球のボールにたとえてくれた。

ボールの芯の部分は、３歳までに出来上がってしまっているので、改善は非常に難しい。

だが、それを包む表皮の部分は、たとえ大人になっても、日々の生活のやり方で、良くも悪くもなる、というのだ。

幼児の頃、どんなにいい「腸育」をされた人でも、大人になって暴飲暴食を繰り返せば、腸内細菌の中で、いわゆる悪玉菌が優位になって腸内環境は悪化していく。

逆に腸にやさしい食生活、日常生活を送れば、腸内環境は良好なバランスを維持できる。

とはいえ、幼児期までに、体の中に存在しない腸内細菌を、大人になってから定着させるのはほぼ無理らしい。

たとえば骨粗しょう症や更年期障害の予防にいい、と脚光を浴びでいるエクオールという物質があるが、それを体内で作り出すためには、ある特定の種類の腸内細菌の存在が欠かせない。しかし、その種類の腸内細菌は日本人の半分以下しか持っていないし、あとから取り入れたりも出来ない。

それだけ幼児期の「腸育」は大事なのだ。

では、大人になって、いい腸を維持しようとしたら、どうしたらいいのか？

田中は一言で、返してくる。

「いいウンチば出すことたい」

実は東洋医学では、「何を摂取するか」以上に「どうスムーズに出すか？」を重視する。

スムーズに出なくなった状態、いわゆる「便秘」がどれほどの悪影響を人の心身に与えるかは驚くばかりだ。

血の巡りは悪くなるわ、消化や吸収機能は弱るわ、腸で生み出されるセロトニンなどの物質の生成ができにくくなるために、心のバランスまで崩れてしまう。

前にもあげた例だが、引きこもりで家庭内暴力をふるっていた少年が、田中が漢方薬によってその重い便秘の症状を改善させただけで、ピタリと暴力を振るわなくなったこともある。つまりそれだけ、便秘によって心まで毒されてしまうわけだ。

腸を整える、とはつまり、腸をスッキリとキレイにして腸内細菌のバランスを整え、基底顆粒細胞を活性化させ、いいウンチを出すことに尽きる。

ではいいウンチを出す秘訣は何ですか？　と田中にたずねてみたら、

「食事は腹八分目で、よく噛めばよか」

なんとまあ、ありきたりな解答。

だが、お得意の「腸=ぬか床」理論で語られると、妙に説得力がある。

「ぬか床」に、溢れるくらい沢山の野菜を突っ込んで漬け物を作っても、細菌が自由に活動するスペースがないので、おいしい漬け物はできない。それと同じで、腸の中に過剰な食料が入ってきても、それを処理してくれる善玉菌が疲れ切ってしまって、悪玉菌ばかりが増えていく。

また、たとえ「ぬか床」で野菜を漬ける際も、たとえば大根をまるまる一本そのまま漬け込んだりはしない。適度に切って、全体にうまく細菌が行きわたり、発酵が進むようにする。「噛む」行為もまさしく、その適度に切るのと同じで、食べ物をよく噛み、あらかじめ小さく刻んだり砕いたりするのが大事だ、というのだ。

腹八分目とよく噛むも、一週間や10日続けたくらいでは意味がない。腸を整えたいなら、何年も続けなくてはいけない、と田中はクギを刺す。

簡単なようで、これって、とても難しい。

「ヨーグルトや食物繊維ばかり食べれば、腸が良くなるとはかぎらん」

よく田中が患者さんに聞かれる質問がある。

「先生、結局、何を食べれば腸にいいんでしょうか？」

どうも、この質問自体が、西洋式の病名医療から出てくる発想のようで、田中はあまり気に入らない。人の体は一人一人みんな違う。だから、誰にもあてはまる「腸にいい」食べ物なんて、なかなか特定できない。

で、しかたなく、

「あんたの体に合う漢方薬も、あれやこれやいろいろ探って決める。食べ物も同じたい。あんたの腸にどんな食べ物がいいか、すぐにはわからん」

よく、整腸作用がある食べ物の代表のように見られているヨーグルトにしても、もともと乳製品を食べる習慣が普及していなかった日本人の腸と、どれほど相性がいいかは疑問がある。前にも出た、イモばかり食べて筋肉隆々のパプア族ではないが、地域ごとに食べ物を処理する腸内フローラの中身は違うのだから。

つまりは、長く乳製品を食べる習慣が続いた欧米人に比べて、日本人の腸は、ヨーグルトが体質的に合う確率が低い、と田中は考えているのだ。

あまりに食物繊維をもてはやす今の風潮に対しても、田中は首をかしげている。

確かに食物繊維は腸にとってメリットがある。保水性がよく、消化管を通る中で水を含み、膨らんでいくために、胃から小腸への動きがスローになって、少量でも満腹感を味わいやすい。要するに食べ過ぎを防げる。

それにウンチになるときにカサが増えて、便秘を防止してくれる効果もある。

しかも小腸で吸収しきれずに大腸に達した食物繊維は、腸内細菌による発酵で、体のエネルギー源となる物質まで作りだしてしまう。

おかげで、数十年前には、ろくに栄養分もなく、エネルギーも生み出さないものとして軽視されてきた食物繊維が、まるで「腸に効く特効薬」のようになってしまった。

が、100%いいもの、なんてあり得ない。食物繊維にしても、摂りすぎて腸の蠕動運動が活発になりすぎてヒドい下痢を起こしたり、腸にたまった食物繊維が膨らみ過ぎて腹痛を起こしたり、マイナスの事態も起きる。

ことに便秘と下痢を繰り返してしまう過敏性のタイプは、やたらと食物繊維を摂り過ぎない方がいいらしい。

「何がいいかは、自分の体質に合わせて見つけるしかなか」

田中のいつものセリフだ。

もっとも、あくまで確率的にだが、日本人の多くの腸に合うであろう食べ物を田中はあげた。「和食」と。

これもまたシンプル。狩猟民族で肉を食べていた欧米人の体に、それに合った消化酵素や腸内細菌がたくさん存在するように、植物性の食べ物が中心の日本人の体にも、それに合った酵素、細菌が根付いている。

たとえ肉食が多くなったとしても、築き上げてきた体質は、そうは急には変わらない。

だから、昔から食べている和食の方が日本人の腸にはやさしいのだ。

しかも、和食には、味噌や納豆をはじめとした発酵食品がたくさん含まれている。

この発酵食品は、その中に含まれている乳酸菌などが、腸内の善玉菌を活性化させる活力源になってくれる。

とはいえ、日本人だから、必ず「和食」のほうが「ヨーグルト」よりも腸のためにいい食物とは限らない。中にはヨーグルトのほうがいい人だっているだろう。

クドいくらいに繰り返すが、「絶対」はない。

結局のところ、体のバランスを壊す原因にならない限り、食べたいモノを食べるのが一番心身の健康にいいのかもしれん。

田中もこう告白している。

「オイは、ヨーグルトより納豆、みそ汁ば腸にいいから毎日食べてるわけじゃなか。ただ、ヨーグルトの味ば、あんまり好かんと」

「医師・田中保郎」から、いきなりただのオジサンの顔に戻る。

こういうあたりが、話を聞いていて、なかなか楽しくなってしまう人なのだ。

第四章

「ふぐの卵巣の毒を消す。それが「醍醐」たい！」

田中保郎、「醍醐」を語る

「腸ば、自然治癒力の生産工場たい」

通常、家庭医学本や健康本に分類されるものは、「○○を飲めば、100%治る」とか「アンチエージングは○○運動で」といったような、ノーハウ本が多い。読者の人達の多くは、とにかく今、体で困っていることをすぐに解決してくれたり、出来るだけ簡単に健康を得る方法が知りたくて本を買うのだから。

しかし、残念ながら、田中について語るこの本はどうもそうはならない。

「オイが治せる患者は、せいぜいイチローの打率くらい」と明言し、「100%痛みを取っていい気持になりたいなら、覚せい剤打ちゃエエ」ととんでもないことを言い出す男・田中保郎が相手なのだから。

人はやがて、体のバランスを失っていき、最後は誰もが死ぬ。だから特効薬もあり得ない。

それが一貫した彼の考えだ。

ただし、人間には「自然治癒力」という偉大な力がある、とも認めている。外に頼らず、自分自身で、ケガや病気を治してしまう力だ。

たとえケガをしても、傷口の血が止まってかさぶたができ、そのうちキズがきれいになくなっていく、あるいは風邪をひいて熱が出ても、汗をかいて熱を発散させて体のバランスを正常に戻そうとする。

体内に、異型な細胞が生まれたとしても、それをすぐに発見して撲滅する。外からくるウィルスなどの敵から身体を守る「免疫力」も、この「自然治癒力」の一つ、と言ってもいいだろう。

その自然治癒力の、いわば生産工場が「体の根っこ」腸にあり、そこの工員として懸命に働いているのが腸内細菌たちと基底顆粒細胞だ、と彼はとらえている。

それらは体を整えるホルモンやビタミンを作り、各種臓器の働きを活性化させる役割や、余分な糖や脂質の排出を促す働きまでしている。

「腸ば整えても、「永遠の生命」は得られん。でも、より長く健康で楽しい人生ば送れる」

医者は「全能の神」ではない。患者一人一人がもっている自然治癒力を引き出す「お手伝いさん」だ、と彼は割り切っている。

では、「ぬか床」でもある腸の中では、いったいどんなことが起きて、自然治癒力が生み出されているのか？

これはもう現代科学でも、解明されてはいない。

だいたい「ぬか床」の中で活動している腸内細菌が何種類あるのかもわかっておらず、調べたら調べるだけ新しい菌が発見されるくらいだから、一つ一つの菌がどんな働きをしているかなんて、わかりようがない。

とりあえずわかっているのは、「ぬか床」の中で、発酵が行われていること。それはちょうど、酒蔵の中で糖が発酵して酒が生まれたり、壺の中でやはり糖が発酵して酢が生まれたりするのと同じだ。

だとしても、酒蔵の中に生息している微生物や、壺の中に付着した微生物が、いったい酒や酢を作る際にどんな役割を果たしているのかはわからないのと同様、「ぬか床」の中の菌たちがどう働いているかは、たぶん今後も簡単には解明できないだろう。

とはいえ、腸の中で、まず吸収した食べ物の中で、消化酵素では分解できない糖やたんぱく質などを、発酵によってアミノ酸などの体に役立つ物質に変えているのは確かなのだ。

「だから「根腐れ」ば起こすと、体も心もおかしくなっと」

体の「根っこ」である腸が暴飲暴食などで「根腐れ」を起こしたら、この発酵活動は鈍り、生活習慣病から心の病まで、体のさまざまなトラブルにみまわれる、と彼は言う。

「醍醐」は最終段階の発酵物質たい」

ずっと「特効薬なんてなか」と主張し続けてきた田中だが、しばしば、いかにもその言動と矛盾するんじゃないか、と思われる「物質」の話を始める。

「醍醐」だ。

「仏典によれば、「醍醐」ば、どんな病も皆治す、とある」

はじめて聞かされた時は、少しまごついた。そんなものが本当にあるのか？　それこそ、特効薬ではないか。

この醍醐なる物質は、『大般涅槃経』という仏典に登場する。いわば発酵食品の最終形と呼ぶべきものだろうか。

発酵には「五味」といわれる五段階の形がある、とそこには書かれている。

まず第一段階が「乳」。乳製品でいうと「牛乳」のような、原料の段階。

それが一段階発酵して第二段階に来ると「酪」。食べ物でいえば、ヨーグルトなどに相当する。

次にまた発酵の段階が第三段階に上がると「生酥」。味噌や酒などの発酵物がこれにあたる。

続く第四段階は「熟酥」。酢や、ブルーチーズなどがこの段階だ。

そして最後の第五段階にくるのが「醍醐」。今も使われている「醍醐味」の語源にあたるといわれていて、この世で最もおいしく、しかも万病に効くとされている。

現実に、奈良時代から平安時代の日本には「醍醐」と呼ばれる食べ物が存在もしたらしい。

乳製品の一種で、天皇家や貴族の間で滋養強壮剤として愛好された、との記録も残っている。

もっとも、いったいどんなものだったのは諸説あって、いまだにはっきりとはしない。ブルーチーズに近いものだった、という説もあり、バターとヨーグルトの中間のようなもの、あるいはクリームのようなものだった、との説もある。

正体不明。健康食品の一種として認められていたようだ。

実のところ、田中にとって、平安時代の「醍醐」がどんなものだったかあまり興味はない。あくまで、食べ物の名称に過ぎないから。

それよりも、発酵の最終段階としての「醍醐」というべき物質が本当にあるか？の方が重要なのだ。

田中は、「ある」と断言する。

「石川県の「ふぐの卵巣の糠漬け」が、その証拠たい」

石川では、猛毒ともいえるふぐの卵巣を糠漬けして発酵させ、毒をなくして出来上がった食品がある。

まず収穫したふぐの卵巣を取り出した時点では、十分に人一人が死ぬだけの毒がある。それを1年ほど塩漬けにした後、さらに桶に入れ、糠漬けして重石を乗せて2年ほど発酵、熟成させる。

すると、毒は人体にまったく影響が出ないくらいまで消えるのだ。

「おそらく長い発酵で醍醐が生まれとる。それが解毒作用を起こしとるはず」

なぜ「おそらく」なのか？　残念ながら、今の科学では、はっきりと醍醐の存在を立証できる「エビデンス」がないのだ。そもそも、なぜこれほどの解毒が起きるのかのメカニズムもわかっていない。完全分析を試みた研究者もいたらしいが、成功していない。

おかげで、この「ふぐの卵巣の糠漬け」を作っている会社では、その製法を、昔から一切変えていない。少しでも変えて、解毒作用が弱くなったり、まったく起きなくなったりするのを怖れているのだ。いったい、桶の中で、どんな菌がどう働いて醍醐が出来上がるのか、よくわからないのだから。

どうも、醍醐は、現代科学の「常識」を超えたところに存在するらしい。

「がんになりうる異型細胞も殺す自然治癒力の源泉が「醍醐」たい」

この「糠漬け」で起きることが、腸という「ぬか床」の中でも起きている、と田中は考えている。

腸のぬか床でも第一段階から第五段階に至る発酵は行われていて、健康な人間の腸には、ちょうどこの醍醐にあたる発酵物質が出来上がっているのではないか、と。

たとえば健康な腸の持ち主であれば、ワラビに含まれるアフラトキシンのような発がん性のある物質や、ヒジキに含まれる猛毒のヒ素を体内に入れても、まず中毒は起こさない。それは、ぬか床にある醍醐が解毒してくれているからではないか？

「患者ば診とっても、これは醍醐の働きとしか思えん時があると」

健康な人でも、一日に数千個はできといわれるがん細胞。だが、この細胞の正体も科学の力では解明されていない。

最近は、本当の「がん」と、「がんもどき」とがある、とも言われたりもするが、田中も、がんについては「治りようのないがん細胞」と「本物のがんになりうる異型化された細胞」がある、とみている。

すでに転移が進んでいるような「治らないがん細胞」は仕方ない。が、「異型細胞」ならば、腸内フローラを整え、がん細胞を攻撃するＮＫ細胞やＢ細胞などを活性化してくれるビフィズス菌などが働きやすくすれば、十分に症状は改善できる。

田中は、こうした「異型細胞」が出来た患者の腹診も何度もやっているのだが、腸の「ぬか床」を整えて、腸内フローラも活発に働きだすと、中には、ある段階から、急に症状がよくなっていくケースがあるとか。誰もが、というのではない。しばしばあったらしいのだ。

ＮＫ細胞やＢ細胞の威力が急激にアップした、とはどうも考えられない。だとしたら、腸の中で摂取した食物の発酵が進んだ結果、ある、体にいい特殊な物質が生まれているのではないか？

それを田中は、「醍醐」と推定しているわけだ。

しばしば「乳酸菌生産物質」なる言葉が使われる時がある。

簡単にいえば、腸内にある乳酸菌などの発酵作用によって生まれた代謝物。これが人の心身のバランスを保つ「乳酸菌生産物質」だ。

となると、醍醐とは、この「乳酸菌生産物質」なのか？

「そうたい。その最終形たい」

田中は明快に答えてくれる。

田中の推理はこうだ。もしも腸の「ぬか床」が健康であれば、腸内フローラの力もあって発酵は最終段階まで進む。そこで生み出される醍醐が人間の自然治癒力を強化して、健康を支えているのではないか。

異型化した細胞、もっといえばがん化した細胞までも、ある程度のレベルまでなら修復できるのではないか？　しかももともと体の中で作られたものなので、副作用もなく。

でも、あくまでも前提は「ぬか床が健康ならば」なのだ。

「根腐ればしたぬか床に醍醐はできん」

根っこを元気にするためには、それを支える土壌の改良が欠かせない。

だが、簡単にはいかない。コーヒー浣腸がもてはやされたり、塩麹がいい、といわれたり、いろいろお手軽な方法は世の中に出てきているものの、すべて底は割れている。

「盆栽の土壌が悪かけん、明日までに治せ、いわれて、治せるか？」

インスタントでは無理なのだ。

土壌改善でも、土を混ぜたり、水分を調節したり、いろいろと手間はかかる。じっくりと土壌の状態をチェックして、それに合わせた対処法を気長にやっていくしかない。

患者が、いいぬか床を作る際、田中はその「助っ人」の立場で、問診、腹診をした上で、お腹の状態に合った漢方薬を処方する。

それで時間をかけて、醍醐が作れる腸にしていくのだ。

「醍醐は、微妙なチームワークで作られる。大量生産は出来ん」

ここまで読んでいただいた皆さんも、結局、「醍醐」ってどんなものなのか、はっきりとはわからないだろう。

そうなのだ、よくわからない。

発酵の最終段階で生まれる物質で、腸のぬか床の中で生まれたら、自然治癒力を格段にアップしてくれるらしい存在。そこまでは、わかる。

ただし、成分はどうで、どうやったら作れるか、となると、これがよくわからない。いくつもの大手メーカーがこの醍醐づくりにチャレンジして、はかばかしい成果をあげていない。

レシピが作れないのだ。たとえば大豆何グラムに塩をどれだけ混ぜて、何年置いて、と具体的に数値を割り出せない。「非科学的」そのもの。とても数値を基本に進めていく「病名医療」の世界とは相いれない。

「ふぐの卵巣の糠漬け」を例にとって、3年くらい時間をかけて発酵すれば醍醐になるかといっても、その保証はない。

どれだけ均一な環境を作っても、微妙な温度の変化や混ぜる原料のわずかな違いで、中ではたらく菌の活動がまったく変わってしまったりもする。

「おそらく、大工場より、ちっぽけな場所のが、出来やすいと」

田中が指摘する通り、大量生産をしようとする大工場でより、小規模で、古くからずっと一定の菌がこびりついているような酒蔵、味噌蔵のような環境の方が醍醐は生まれやすいのかもしれない。そこが酒や酢などとは違う。大工場の中のすべてを均一の環境にするのはとても難しいし。

「きっと、作る気のなか人が、うっかり作ってしまう場合もあるたい」

たとえばイタリアあたりのワインビネガーなら、貯蔵しているうちに発酵が進み、醍醐化した物も多いかもしれない、と推測する。

菌の活動は、あっさりと人間の知恵を超えてしまっているのだ。

腸の中の醍醐は、どうやって出来るのか？

「チームワークたい」

田中はそれを、自分が大好きだったＶ９時代の巨人軍にたとえる。

「王・長嶋のスーパースターだけじゃなか。柴田や高田、わき役にも偉大な選手がおったし、監督や、裏方のスタッフも充実しとった。だから９連覇もできたとたい」

優勝がチームワークで生まれるように、醍醐もまた腸内細菌や基底顆粒細胞などのチームワークによって生まれる、と田中は言い切るのだ。

だから、どの選手やスタッフが欠けても、どの選手が不調でも、十分な戦果は出せない。それだけ醍醐はデリケートなのだ。

やはり、その人自身の持つ腸内環境や年齢によって、醍醐の出来具合はまったく変わっていくようだ。

もっとも、人間一人の腸は「大工場」ではない。ごくごく小さな「一人工場」なのだ。だから自分の腸を「醍醐体質」にしていきたいとすれば、まだ楽かもしれない。暴飲暴食をせず、腸にやさしい生活を送っていけばいいのだから。

「腹８分目で、ゆっくり、よく噛んで食べるだけでも、腸にはいいけん、やってみたらいいと」

何だか、ありきたりな結論に戻ってしまった。

「醍醐ば、特効薬と考えてはいかん」

発酵の最終段階で、しかも仏典に「どんな病気も治す」と書かれているくらいだから、醍醐は「特効薬」なのではないか、とまだ誤解している人もいるかもしれない。

でも、そんなはずがないのは、少し考えればわかるだろう。もし人間の腸の中で生まれる醍醐に特効薬としての力があるのなら、人間はみんな死なずに済んでしまう。

そうではないのだ。あくまで、もともと持っている自然治癒力をパワーアップしてくれる、という存在なのだ。

「血の道の病には、あまり効果はないかもしれん」

と田中自身も分析する。

もともと生物は、腸管だけで出来ているヒトデやヒドラのような腔腸動物から、次第にいろいろな臓器が分化して複雑化していった、といわれている。

田中は、おそらく腔腸動物の段階なら、醍醐の働きで体のバランスを整えれば、糖分の調節をはじめ、ほぼ体内のトラブルは治せるのではないかと推測する。

しかし、進化が進んだ人間の体ともなると、そう単純にはいかない。特に複雑に広がっていったのが血液や血管のシステムだ。この「血の道」に関わる病気、たとえば脳梗塞、心筋梗塞などには、醍醐はそれほど有効には働かない可能性が高い、とも。

一方で、異型化、もしくはさらに進んでがん化した細胞を正常に戻したり、体内の糖分を調整し、糖尿病の症状を抑える効果は期待できる、という。アトピーをはじめとしたアレルギー症状も緩和して、新陳代謝の促進が見込める。

いずれにせよ万能を期待するのが無理というもの。

さて、そこで気になるのが、体内の「ぬか床」で作られる醍醐と、体外で出来る醍醐との関係性だ。

腸内環境は、もちろん人間の一生の中で不変なわけがない。若いうちならば腸の働きも元気で、「ぬか床」での発酵も盛んだ。だから、何もわざわざ外から醍醐を取り入れる必要はない。

しかし、たとえ若くても、日々、生活が不規則だったり、暴飲暴食にあけくれていたりすれば、それは腸内環境も悪化していく。また、年をとっていけば、腸内細菌の活動そのものが鈍っていく。

では、「ぬか床」が醍醐をうまく作れなくなった時に、果たして外から醍醐を摂取するのは意味のあることなのかどうか？

「わからん。しかし、その人の体質と合うものなら、たぶんよか」

発酵食品でいえば、ヨーグルトは乳酸菌を腸に届ける、といわれているものの、田中によれば、胃酸などで多くが殺され、腸内環境をよくするメリットはそれほどはない、という。

その点、より発酵段階が進んだ醍醐ならば、腸での吸収もしやすく、「即戦力」になりやすいかも。

ただ、ネットなどで検索するとよくわかるように、「醍醐」をうたう健康食品やサプリメントはとても多い。それらがすべて発酵の最終段階に達しているのかはわからないし、原料も牛乳であったり、大豆であったり千差万別だ。

体質によって、合うもの、合わないものもあるだろう。

どんな人間にも効果をもたらす万能薬はあるはずがない。とはいえ、腸内環境が悪くなって、体のあちこちにトラブルが起きるようなら、醍醐を外からでも摂取すれば、腸、さらに体全体にいい影響を与える可能性は高い、と田中は語る。

「東洋医学こそが、醍醐ば生かし得る」

話は、また西洋医学と東洋医学との比較に戻っていく。

ずっと触れてきた「醍醐」も、西洋医学側から見れば、あまりにもアイマイで、存在を認めていいものかどうなのか、判断がつかないかもしれない。

「科学的解明」には馴染まないからだ。

しかも、「醍醐」は、いったい体のどの部分をどう治すのか、判然としない。

西洋医学という以上に、西洋のものの考え方に、こういうフワッとして、とりとめのつかない物を認めない特徴があるのではないか?

元来、西洋は「人間中心主義」の匂いが強い。地球の中では人間が最も価値の高い存在であり、人間のためには自然を犠牲にしてもいい、といったような文化が根強い。だから産業革命が生まれて大量生産が生まれ、その裏側として公害も生まれて、核兵器まで生まれた。

人間が第一なのだから、その体を蝕む「病気」などは撲滅すべき敵であって、それゆえに「闘病」などという言葉も生まれた。

健康な細胞も殺すががん細胞も殺す抗がん剤の発想も、こうした西洋的思考からしか生まれ得ない。

一方の東洋的思考は、人間も結局は自然の一部であって、草や木や動物たちとは共存共栄でやっていくしかない、という方向性が強い。

東洋医学も、「病気」を叩きつぶすのではなく、体のバランスをうまく保って、自然に健康状態にもっていく、あるいはそれを維持するところに目的があるのだ。

だから、「病気」とも共生し、治らないまでも、体に不自由をきたさない程度に鎮まっていただくわけだ。

こうした二つの医学がある中で、伝染病、感染症での死が多かった時代は、明らかに西洋医学の方が役に立った。ところが、生活習慣病のような、体質から生じていて、完治はまず難しい病気、がんからアレルギーに至る、科学では解明しきれない病気は、東洋医学的な「病気と共生してしまう」やり方の方が、あるいは効果が大きいかもしれないのだ。

そして、そこで醍醐だ。

「醍醐ば、薬とは違う。一種のエネルギーたい」

自然治癒力を作り出すエネルギー、と田中はとらえているわけだ。それも「悪いところを治す」のではなく、「善も悪もあわせて取り込んでバランスを整える」エネルギーだと。

より現実的な面でも、醍醐は、どうも東洋医学と相性がいい。ことに漢方薬との相性はとてもいいようで、

「醍醐の弱点も、漢方薬でカバーできっと」

田中も認めている。野球好きの彼がいうには、

「どんなに球ば速かピッチャーでも、コントロールば悪ければ、使えん。両方揃って、名投手たい」

これと同じことが醍醐と漢方薬とにあてはまる。

前にも書いた通り、醍醐だけでも、あるいは腸管だけでなりたっているような腔腸動物ならば、ほぼすべての体のトラブルを解決できるかもしれない。だが、複雑化した人間の体では、「ぬか床」が活発に働ける土壌を作るためには、漢方薬の、血流を良くして、水分と体内温度を調節する機能は欠かせない。

醍醐では十分な効果が期待できない脳梗塞、心筋梗塞などの「血の道」のトラブルも、漢方薬の利用で改善できうる、というわけだ。

ただ、くどいようだが、脳梗塞に効くからこの漢方薬を、といった「病名医療」の漢方薬利用は、絶対に避けたい。思いもしない副作用に悩まされたりもする。

醍醐も漢方薬も、体の一部に効くのではなく、あくまで「ぬか床」の調節を通して、体全体のバランスをよくし、自然治癒力をアップさせるものなのだから。

第五章

「今の医者なら、人工知能でも、いくらでも替えがきくたい」

田中保郎、「医師」を語る

「もっとオイと同じ考えの医者が増えてほしか」

唐突に、再び、田中保郎が生きて来たほぼ半世紀の医師としての生き方について振り返りたい。

本人によれば、当然、医学部に入った当初は、やがて論文を書いて博士号を取り、出来る事ならどこかの大学の教授になって医学理論で名前を上げたい、と考えていたらしい。

現に、医師になった直後は、人があまり注目しないすい臓の研究論文を書いて、あわよくば博士号を取った上で世間の注目を集めたい、と考えた時期もあった。

けっこう、上昇志向はあったのだ。

また、医学の世界の、現場にいる人間よりも研究者の方がランクが上、という独特の価値観にとらわれていた部分もあった。現に、今だって、日本一手術が上手い医師よりも、ｉＰＳ細胞の山中教授のような、ノーベル賞を取った医師の方がずっとエライとされている。

しかし彼は、父が早く死に家があまり裕福ではなかったのもあって、結果的には研究者ではなく、臨床医の道を選ばざるを得なかった。要するに、臨床医のほうがすぐに安定収入を得られたからだ。

そして、病院の臨床医として、また開業医として、ずっと患者に接する立場を続けた中で、次第にわかってきた。それは、

「医者は、患者の病気を治し、その苦痛を取り除くためにある」

まったく当たり前も当たり前、なんでそんなことに気が付かなかったのだ、という原点だ。

どんな素晴らしい研究でも、実際に医療の現場で役に立たないのなら、なんの意味もない。

それは、ちょうど建築家と現場担当者の関係に近いかもしれない。建築家がどれだけ美しい設計図を作っても、建物はできない。現場担当者の、長い経験で培ってきた数々のノーハウがあって、初めて建築物はできる。

だとすれば、建築家と現場担当者は「同格」なのだ。

医療においても、臨床医が研究医より「格下」などと卑下する必要はない。

やがて、さらに経験を重ねていく中で、田中は、

「ひょっとすると、検査技師やレントゲン技師の方が、オイよりよほど患者の役に立ってるかもしれんと」

と考え始めるようになっていった。

ずっと続けてきた西洋医学の中では、研究医にしても、検査によって出た数値や画像などのデータをもとにして研究論文を作成していくわけだし、臨床医はデータに基づいた病名をつけ、薬を決める。

「格」でいうなら、一番の格上は「検査技師」になってしまう。じゃ、医師っていったいどんな存在意義があるのか？

開業医時代の患者の中には、検査して、薬さえ処方してくれたら、診察なんてしてもらわなくてもいい、という人もときどきいたらしい。

臨床医だけではない。研究医と呼ばれる人達にしても、別に本気で研究に取り組むわけはなく、たとえば仮に大学病院で、権力のある上司に取り入り、政治力をつかんでうまく立ち回れば教授の座も得られる。地道な研究を続けている人間より、よほど「エラい先生」として尊敬を集められるのだ。

それでいいのか？

これなら、医師なんて、ＡＩ（人工知能）に替わっても、患者は困らないんじゃないか？　かえって誤診の危険が少ない分、よっぽどマシかもしれない。

「医師はニセ医者ほど治し切る」

と田中はよく口にする。それは自分がニセだとバレないように、患者に向かって懸命な治療をするからだとか。一方で、なまじ資格をもって、それにアグラをかいている一部の医師は、ろくに努力もせず、危機感もない。

田中が悩んでいる最中に出会ったのが、「オーダーメイドの医療をする」東洋医学だった。

そこには、少なくとも、機械的に「病名」を決める医療ではなく、血が通った、医師と患者との人間的交流があった。

しかも「人体の根っこに当る腸に向かって治療するべし」と気付き、腹診によって腸の状態を判断して、それに合わせた漢方薬を処方する治療法にたどり着いた。

「おいは、これが絶対に正しいとはいわんが、間違っとるとは思わん。もっともっと、おいと同じやり方ば選んでくれる医者が増えてほしか」

田中は熱烈に「同志」を求めている。

「コンビニで検査ば、する時代が来るかもしれん」

検査偏重社会で、病院も、診療よりもまず検査で収入を確保しなければいけない現状の中、田中は、もはや「医師不在」どころか、「病院いらず」の時代が来ても不思議ではない、と考えている。

「検査だけなら、コンビニでも出来るようになるかもしれん」

というのだ。

コーヒーを飲むついでに、血圧や血糖値などをはかって、自動的にＡＩが判定をくだしてくれるような。

「きょうはやや血圧が高めですから、カリウムが多く含まれたパセリのような野菜を多くとりましょう」

なんて。レントゲン撮影でも、コンビニでやれるようになるかもしれない。

医師法があるからそう簡単にはいかない、との見方はあるものの、少なくとも老人ホームにはすでに医師も常駐しているし、大手ドラッグストアならば、今すぐにでも医師を雇う力はあるだろう。

遠からず、コンビニとクリニックが提携を結んで、定期的に医師が巡回する方法だってとれる。

しかし、そうなったら、ますます「医者ってなんだろう?」となりかねない。診察さえも、機械任せになってしまうのだから。

「オイは、近い将来、医師免許持っとっても、それだけではメシ食えん人間が大量に出てくる時代が来ると思う」

よく「30年後にいらなくなる職業」なんて特集が雑誌などで語られたりするが、田中は、その中の一つに「医師」も入るのではないか、と危惧している。

機械化が進むあまり、医師としての最高の見せ場となるはずの外科手術ですら、人間よりもロボットにやらせた方がいい、となりかねない。

突然の出血などのハプニングが起きたら、ロボットでは止められない、とも思える半面、そんな緊急処置なら、救急隊員のほうがよほどうまいかもしれない。

ベテランで、技術も確かな外科医ならぜひ手術をお願いしたいが、未熟でミスの危険性がある医師ならロボットのがマシ、と患者も考えるようになるかもしれない。

つまり医師間格差。

どんどん医師不在の方向に進む西洋医学に対して、東洋医学は、どこまでも医師は不可欠の存在だ。

「患者一人一人と立ち向かう東洋医学は効率悪か。検査もないけん、カネにもならん。しかし、中国の2千年以上の歴史で滅びんかったものが、この先、20年や30年では滅びん。今からでも遅くないけん、医者は東洋医学をもっと勉強した方がよか」

その点については、田中は自信満々だ。

「医師会では、ずっと相手にされんと」

だが、よく考えてみると、「変わり者」の田中だからこそ、西洋医学から東洋医学への思い切った転換をはかれたのかもしれない。

普通の医師なら、まずそこまで大胆な転換はできない。

地元の大病院の外科部長や副院長までつとめたキャリアもあるし、開業医となった後も、厚生省の方針によって経営的な厳しさを味わったとはいっても、借金で首が回らなくなったとか、そんな苦境に陥ったわけではない。

今まで通り、地元に根付いた「普通のイナカ医者」として、安定した人生をおくることはできたのだ。ただ、他の病院に比べて、ちょっと検査する回数や、処方する薬の種類が少なめのヘンな医者とは思われたかもしれないが。

彼が東洋医学を取り入れ始めたのが、約30年ほど前。今以上に、西洋医学こそが絶対的に正しい道で、東洋医学などは「迷信」か「過去の遺物」と信じられていた時代だった。

彼が医療に鍼を取り入れようとした時、まだ生きていた母親にこういって反対されたとか。

「大きな病院の外科部長までしたお前が、何で鍼なんかに手をだすと？」

世の中の平均的な感覚が、こんなものだったのだ。鍼灸や漢方薬などは、胡散臭い民間療法のようなもので、ちゃんとした治療をするなら、設備の整った大病院で検査をした上で、西洋薬を処方してもらう。

そんな昔の話ばかりではない。いまだに、それが正しいと信じている人はたくさんいる。

地元の医師会とも、彼はほぼずっと没交渉だ。

一度だけ、開業医時代に医師会の会合に参加したことはあったという。だが、「意見ば言えと、いわれて答えたら、それはもう決まったことやけん、口出しするな、いわれて、じゃいる意味なか、と帰ってきたたい」

それは健康保険の点数に関する話し合いだった。病院の体質を改善するなら、特定の医療に対する点数を一気に減らすしかない、と提案したが、そんなことしたらツブれる病院が出る、と総スカンをくらってしまったのだ。話を聞く限り、医師会という「親睦団体」の中で、一人だけ浮いた存在だったらしいのは、なんとなくわかる。

「和」を大事にして、集団の中ではあえて異を唱えないのをよしとする日本人。そこに、言いたい事をつい言ってしまうタイプの人間が入ると、自然とはじき出されるのは、どんな組織でもよくあることだ。

まして、その後に、突然、東洋医学を取り入れ始めたのだから、地元の医師たちは、

「また、あの変わりモンが…」

とますます反発してくる。

そんな状態がしばらく続いた後に、ここ数年は、本は出すわ、東京のテレビ番組に登場するわで、妙に脚光を浴びてしまった。

そうなると、今度は反発に嫉妬も加わる。「あいつ、調子に乗っとるとばい」というわけだ。

「出る杭は打たれる。でも出過ぎた杭は打たれん。オイもそうなるしかなか」

医師会との円満な付き合いについては、ほぼ諦めている。

とはいえ、何十年も、ずっと通ってくれる患者はたくさんいた。「それでよか」と彼は割り切っている。

もともと漢方一筋でやってきた人達との交流も、西洋医学から転じて来た田中にはほとんどない。

まあ、そういう人なのだ。

「オイは、合鍵を作るカギ屋でよか」

人付き合いは得意ではないものの、田中は決して尊大ではない。

よく医師の中には、「すべては私の言う通りにしなさい」と言い切って、質問や反論を許さない人がいる。

難しい医学部の試験をパスし、医師の国家試験も通り、社会的にも「エリート」である医師の資格を持ち、ましてや大病院や大学病院に所属するとなったら、プライドが高くなるのも仕方ないところだろう。

「本当にこの治療法でいいのでしょうか？」と疑問をはさもうものなら、「あなたは、私のいう事が聞けないのか」とばかりにヘソを曲げるタイプもいる。患者だけでなく、看護師などのスタッフに対しても「自分は階級が上」みたいな態度で接するタイプもいる。

田中は、その点、まったく違う。

かつて、長年、田中の元で働いた看護師たちは、口々に「面白か人」という。

たとえば、たくさんの患者が待っていても、つい気分が乗ると、診察そっちのけで目の前の患者と野球の話やら盆栽の話、スケベ話が盛り上がってしまう。

たまりかねた看護師が、

「先生、あとの患者さんがお待ちですから」

とクギをさすと、田中は「わかった。じゃ、次の人、入ってもらったらよか」と答える。

ムッとした看護師が、

「何いってるんですか。前の患者さんがいらっしゃるのに、あとの患者さん、入れるとですか。先生、そんなこともわからんとですか」

とたしなめる。すると田中、「あ、すまん」と小さくなってしまうという。

患者に腹診の大切さを説いているうちについつい時間がかかってしまったりもする反面、その患者が、「やっぱり不安なのでもっと大きな病院で」となっても、「人の好き嫌いは、しょうもなか」と内心はともかく、あえて腹を立てる様子は見せない。

彼は自分の仕事を、ちょうど合鍵を作るカギ屋にたとえる。

すでにそこには、鍵の閉まったドアがある。だが、開かない。鍵をなくしてしまったか、なにかのはずみで鍵穴が変形して、開かなくなってしまったのだ。

だが、たとえ同じ型で作られた鍵でも、また鍵穴でも、厳密にいえば、どれ一つとして同じものはない。それはちょうど、構造はほぼ同じの人間の体でも、みんなわずかずつ違うのと似ている。

カギ屋や、ヤスリなどの工具で、微妙な違いに合わせつつ合鍵を完成させていくように、田中も、漢方薬を使いつつ、その崩れたバランスを整える鍵を捜していく。

試行錯誤が続き、処方に自信が持てるようになるまで数年かかったという。

もともと独学で始めた東洋医学。最初は長くやっていた西洋医学のクセがついて、「風邪なら葛根湯」式の病名に合わせた漢方薬を処方したこともあった。

だが、それをやっていても、まるで鍵は開かない。

やがて、病名ではなく、体全体の「根っこ」である腸を整えるのが、どんな病気についても症状を改善する効果があるのはわかっていったものの、ではどんな漢方薬を処方したらいいかは、一人一人違う。

「うつ」の患者さんがいたとして、便秘が改善しうる薬を出しても、効果があることもあれば、ないこともある。腸の血行を良くする薬、余分な水をうまく外に出せる薬がピッタリはまる場合もあれば、両方をすこしずつブレンドするといい結果が出る場合がある。

「当たり」を見つけられないことも多い。だが、「当たり」を見つけた時は、本当に医師になった喜びを感じるという。

「大病院の医者ば、合鍵はつくらん。工場から持ってきた鍵ば、そのまま患者に渡すだけたい」

やっぱり、患者に大病院に行かれるのを、けっこうこだわってる。

「医者は職人にも、哲人にもならんと」

田中と接していて、彼の言動の中には、二つの異なった方向性があるのがわかる。ごく簡潔にいえば「職人志向」と「哲人志向」とでもいったらいいのか。

「医者は、患者ば治すのが仕事たい」

と徹底して臨床医にこだわる一方、「医師としてあるべき道」を捜していきたい、とこだわり続けているのだ。

前者のほうは、まさに「合鍵を見つける喜び」だろう。

とはいえ、その心境に至るまで、ずっと平穏な道だったわけではない。

勤務医だったころ、開業した後も、田中のもとには様々な患者がやってきた。末期のがん患者をはじめ、救いたくても救えない人も沢山いる。なかなか症状が改善しない患者については、自分の治療が本当に正しかったのか、大いに悩んだりもする。

そこまでは、医師を職業に選んだからには、誰もが経験することだ。

が、さらに、彼にとってキツかったのは、他人とコミュニケーションをとるのがどうにも苦手だったことらしい。生来の「人見知り」。医師が患者を相手にする接客業と考えると、自分ほど向いてない人間はいない、とも悩み続けた。

もっとも客観的な目で見て、田中がそれほど人と接するのはヘタ、とは感じられない。ただ、「あんたの話聞いとっても、ちっとも面白くなか」などと、相手が腹を立てそうな本音をシレッと言ってしまう点は、確かにある。

とはいえ、本人にとって、「人見知りの性格」は深刻なモノであったらしく、本気で医師をやめるべきか、と思い詰めたりもしたらしい。

そんな時、田中が出会った本が、『漢方　日本人の誤解を解く』（劉大器・著）だった。漢方と西洋医学との根本的な発想の違いを示し、漢方の行くべき道を書いた本だが、その最後のページの言葉に、強いショックを受けた。

「今の行き詰った医療は、検査技術の改善や新薬・特効薬の開発によって解決されるものではありません。斬新な思想のひらめきが求められているのです。医師は自分を治療の「技術者」だと考えてはいけません。すべからく哲人でなければならないのです」

全面的に賛同したわけではない。臨床医である限り、「技術者」の部分は軽視してはいけない。患者の症状を改善するための「職人」として働くのは、彼にとってずっと誇りでもあった。

しかし、「哲人でなければならない」との一節には、強い共感をもった。「哲人」といえば哲学者。ニーチェとかカントといったような、頭の中で思考を巡らす人のイメージがある。が、『漢方　日本人の誤解を解く』の中で語られる「哲人」とは、物事の本質、木でいう根っこについて考え、しかもそれを行動によって世の中に示せる人。

最初、田中からこの「哲人」の定義を聞いて、今ひとつピンと来なかったものの、具体例が出て、意味が分かった。

「坂本龍馬も、田中角栄も、立派な哲人たい」

あー、そういうことか、だ。幕末に、来たるべき日本の未来を考え、それを実行に移した坂本龍馬や、日本列島を改造して新しい日本を作ろうとして実際に現実化していった田中角栄のような人が「哲人」なのだ。

考えるだけで動かない人間は、どうやら「哲人」ではないらしい。

彼は「職人」であると同時に「哲人」になろう、とそれから考えた。

「東洋医学考根論ば、もっともっと多くの人に知ってほしか」

では、「哲人」になるためにはどうしたらいいのか?

目の前の患者の症状を改善するとともに、自らの考えに従った行動によって、世の中に対して、「よりよい医療」を提示できるようになりたい。前の時代の「常識」となった理論よりも、さらに進んだ新たな理論を作り、作るだけでなく、みんなに知らしめたい。

タイミング的にもちょうどいい、と彼は思った。今の西洋医学によって作られた「常識」はもはや行き詰ってる、と。

心臓移植で、かつては救われなかった心臓疾患患者は助かったかもしれない。だが、この発想が進めば、やがては「命」を守るために内臓は総とっかえしてもいい、といった「アンドロイド人間」もどきが出てくるのも避けられないだろう。

しかも、体の部分部分を細かく切り刻み、その切り刻んだ部位だけを治す医療が公然と行われている。

どことはいえず、なにとなく体調が悪くて日々苦しんでいる人たちは、いったい何科に診療を受けに行ったらいいのかもわからない。医師の側だって、自分の専門分野から離れた患者に来られたら、どう対処していいかわからない。

あげく、アレルギーやアトピーを根本的に治す方法も見当もつかず、うつやパニック障害の患者にも、とりあえず抗うつ剤などを処方するしかない。

もはや科学技術が人類を幸せにするといった「幻想」も、核兵器や原発事故などによって、とっくに崩壊している。

「なぜ東洋医学に目を向ける人間ば少ないか、オイにはよう理解できん」

田中自身が不思議に思うほど、東洋医学にとって「チャンス」の時代ともいえるのだ。今こそ、医師たちは既成の、西洋医学が作った「常識」にとらわれず、大きく違う価値観を持ちつつ2千年以上も生き続けたものを、もっともっと見直す時期が来ているのではないか、と。

残念ながら、東洋医学は西洋医学と比較して、「理論」は弱い。

そもそもエビデンスという発想自体が西洋医学的なものの上に、病名によって治療法を決める病名医療の方が、より図式化、マニュアル化しやすいし、理論も作りやすい。

さらにおカネも西洋医学をやっていた方が儲かる。今の医療システムなら、健康保険の点数からしても検査や薬で儲けるのが近道であり、一生懸命、問診や腹診をやっても、点数にはなかなか反映されない。

それに加えて、国家試験も相変わらず西洋医学中心で、もし東洋医学の道を志しても、田中のように、一度、西洋医学を通らなくては、正式な医師としてそちらには向かえないし、十分な臨床経験を持った上で西洋と東洋の両方の医学を知り、後進を指導できる人材はほとんどいない。

つまりなかなか教えてくれる人がいない。

気が付けば日本における東洋医学は弱点ばかりなのだ。

そこを克服するために、彼が唱えたのが「東洋医学考根論」だった。「人間の体の根っこは腸にある」との認識のもとに、単なる病名に惑わされず、その根っこを整えることで体全体のトラブルをなくしていく医療。そこにこそ、東洋医学の方向性がある。

数多くの臨床体験から彼が導き出したこの考根論を、もっと広げていかなくては、と田中は使命感を持っている。

医師にも患者にも、ちょっとがんじがらめになった病名医療の「常識」から自由になり、ぜんぜん別の世界があるのも知っておいてほしい、と。

テレビ出演をしたのをキッカケに、田中の「脳よりも腸」「心の病も腸を整えばよくなる」といった主張も、世間はすんなり受け入れてくれるようになった。

「オイがビックリするくらい、腸が脳より上、といいよる人ば増えたと」

ただ、まず「病名」を決めて、それにそって薬も治療法を決める、という病名医療の「常識」は、強固な支配力をもっている。

田中は、その「常識」をぶち壊すのこそ、哲人としての自分の役割だと考えている。
「がんばれ！」と、つい応援したくなってしまうではないか。

終章

「東洋医学と西洋医学のどっちが生存率が高いか、なんて、そんなものはわからん」

田中保郎、「患者」の質問に答える

最後に、「患者」の立場から、私に田中保郎を紹介してくれた渡辺鉄夫にご登場いただく。

彼は、長く健康食品会社のオーナーとして活動してきたが、2016年、解離性動脈瘤で生死の境をさまよった。

その経験から、「患者にとって、本当に必要な医療は何か?」についてより深刻に考えるようになったという。

そして、ぜひ田中に訊いておきたい、という質問も生まれた。で、さっそく田中本人に答えてもらった。

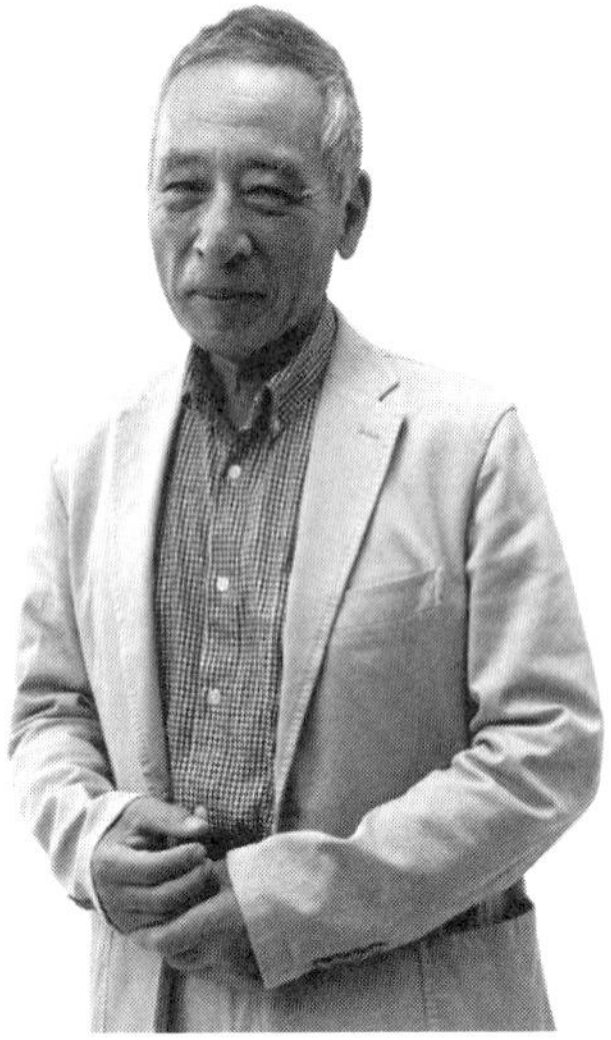

▲渡辺鉄夫

○東洋医学と西洋医学の治療で、生存率に差が出たりするのですか？

そりゃ、わからん。

「生存率」という発想自体が、西洋医学的なものたい。延命治療だの、胃ろう、レスピレーターだの、という発想も東洋医学には、あまりなか。どげんしても命ば長らえようとするのも、西洋医学式たい。

「こうすれば長生きできる」と、型にハメようとするのも西洋医学の特徴。がんば見つかれば、抗がん剤か手術か放射線治療か、とか。

東洋医学は、型にはハメん。植物が枯れかけたら根っこば治すように、腸を整えようとするだけで、細かいところは患者一人一人に合わせる。

「病気」とも、「老化」とも戦わん。それを受け入れた上で、あれやこれやして、体全体のバランスを良くしようとする。

どちらを選んだ方が長生きできるかは、いちがいには言えんと。この質問は、「巨人ファンと阪神ファンと、どっちが長生きか？」と聞かれているようなもんたい。

○東洋医学が本当に優れているのなら、なぜマスコミであまり報道しないのですか？

本当のことがよくわかっていないけん、報道のしようがなかと。よく知り合いから、「うつ病の人間がウチにいるので、うつ病に効く漢方薬を教えてほしい」なんて頼まれたりするが、そんなものはなか。「病名漢方」の弊害たい。漢方は、あくまで、腸を整えて体全体を健康にするもので、うつ病だけに効くものなんてなか。

そもそも、「漢方薬イコール東洋医学」と誤解しとる人があまりに多い。

漢方薬を野球にたとえると、あくまで野球のボールやバット、つまり「道具」たい。野球そのものではなか。漢方薬が腸内細菌や基底顆粒細胞を活性化して、自然治癒力、免疫力がアップする。

「巨人軍の攻撃力」いうても、打力や機動力や監督の采配や、いろんなものを混ぜこぜにして生まれるもんやろ。その攻撃力全体が東洋医学たい。

この前の『週刊新潮』の記事も、まだ「漢方薬イコール東洋医学」の範囲内でケンカ売っとる。

じゃけん、オイも、マスコミを含めてたくさんの人達に、本当の東洋医学の良さば知ってもらいたい。

○ちゃんとした東洋医学の医者って、どこにいますか？

少ない。だから何とか増やしたい。

別に東洋医学専門にならなくてもよか。東洋医学の考え方をよく理解して、「病名漢方」じゃなしに、漢方薬本来の使い方が出来る医師でよか。

オイの、体の根っこは腸にあって、その腸を整えて体を健康に保つという「東洋医学考根論」を理解して、実践してくれる医師をもっともっと増やしたか。

その意味で、たとえば「病名漢方」で叩かれとるツムラなどが、本気になって、そういう医師の育成をやってほしか。

ツムラも、昔は、江戸時代の、お腹の大切さについて書いとる『腹証奇覧』を復刻して出したり、真剣に東洋医学の普及ば、やっておった。ところが、会社が左前になって、あわてて儲け主義で、「病名漢方」ば始めたと。

今なら、まだ間に合う。謝ればよか。それで儲けたカネ使うて、正しい漢方薬の使い方ばわかる医者を育てたらよか。

○東洋医学では、いっさい数値基準はないのですか？

すくなくとも、オイの診察には、なか。

だいたい、オイも、医者50年やって、自分の血液検査したことなか。思い返しても、西洋医学でも、昔はそんなに検査ばしとらん。定期健診というても、身長体重測って、聴診器でお腹診て、せいぜいレントゲンくらい。

それが、今ではCTや、MRIや、PETや、大騒ぎたい。おかしか。医師と医療器具の会社と製薬会社が一緒になって、カネ儲けに走っとるとしか思えん。

血糖値が500でもピンピンしとる人もおれば、100でもボロボロの人もおる。

○漢方薬を処方されたら、必ず全部飲まなくてはいけないのですか？

まず、オイが出した薬も、完璧に飲んどる人は少ない。

それは、こちらも一生懸命考えて処方するけん、出来ればちゃんと飲んでほしか。けど、うっかり飲み忘れるとしたら、さほど必要もないのかもしれん。薬飲み忘れても、昼メシ忘れる人はなかろうが。

それに体の具合が悪くなって、飲めん、いうこともある。

自分の体やけん、自分で決めるのはかまわん。

ただ、飲まなかったら、それをちゃんと次には教えてほしい。こっちも、その薬の量ばへらすなり、やめるなり、決めにゃいかんと。

○体の中で生まれる「醍醐」のようなものと、外から摂る薬とが競合して、悪影響が出るようなことはないのですか？

発酵でも、第四段階までは、外と内が闘うことはある。

たとえばペニシリンは、第四段階まで発酵が進んでいる物質で、外から摂れば人によってはアレルギーば、出る。

「醍醐」のような第五段階まで進むと、中のものでも、外から摂ったものでも、もう融合されて、アレルギーもなか。

○緊急の場合でも、西洋医学式の大病院に行くのは避けたほうがいいのですか？

命が助かりたかったら、大病院に行ったらよか。

それは、設備、器具、スタッフも揃って、外科手術もやれるけん。

要は「すみ分け」たい。

たとえば、今、よくいわれる「エコノミー症候群」も、あれは西洋医学の方がつけた名前で、症状はあっても、その病気の原因は完全にはわかっとらん。一方で、東洋医学では「血の道」が滞ったと考える。

オイの考えでは、「血の道」の通りをよくする漢方薬ば処方すれば、はやく良くなるとは思う。ただ、人それぞれの考え方で強制はせん。

あとがき

さて、田中保郎の考えと、人間としての面白さの一端がわかってもらえただろうか？

この本の取材をしている最中も、私はよく田中に、

「あんたには何年も東洋医学の話をしとるのに、まだわかっとらん」

と注意をうけたり、風邪ひいて近所の病院で注射した話をすると、

「相変わらず西洋医学に頼りっきりか」

と呆れられたりする。

ただ、そう言われはするものの、「自分の考えは絶対的に正しいから、従わないヤツは許さん」といった強引さは一切ない。

「あんたがそう思っとるなら、無理に変えようとは思わん」

意外に柔軟性のあるオジサンなのだ。

しかし、自分が抱く理論はブレない。

「腸こそ体の根っこであり、人は腸で考える」

という「東洋医学考根論」は、発表してから10数年、どれだけ
「脳より腸が上？　バカなことといってんじゃないよ」
と攻撃され続けても、貫き続けてきた。今回の、
「漢方薬を病名漢方ではなく、正しい使い方をしてほしい。そして東洋医学をもっと
みんな知ってほしい」
との思いも、５年前に初めて会った時から、口を酸っぱくして言っていた。
ぜひ願いがかなってほしい、とこの本を出した。
田中先生、体調を崩すと「オイにも、もうすぐお迎えが来ると」なんてときどき弱
気な発言をされるけど、まだまだ75。もっともっと長生きしてください。

田中保郎（たなかやすお）
昭和17年長崎生まれ。昭和42年、長崎大学医学部を卒業し、同大学第二外科入局。腹部外科、脳外科を経て、麻酔科にて麻酔科標榜医の資格を取得。
長崎労災病院の外科部長、長崎県松島市民病院の副院長などを経て、昭和54年、長崎県諫早市にて開業。その治療の実績を見込まれ、三菱電機・長崎支店の嘱託医もつとめる。
東洋医学と出会った後、平成19年、西諫早病院・東洋医学外来の担当医となる。平成25年、『主治医が見つかる診療所』（テレビ東京系列）に出演。

山中伊知郎（やまなかいちろう）
昭和29年東京生まれ。放送作家、雑誌ライターを経て、健康関連、お笑い関連などを中心に数多くのジャンルの単行本を執筆。

長崎発★東洋医学医師　田中保郎の挑戦は続く！
「病名医療」で漢方薬は使うな!?

2017年11月30日　　初版発行

著者　　山中伊知郎
発行　　㈱山中企画
〒114-0024 東京都北区西ヶ原3-41-11
TEL03-6903-6381　FAX03-6903-6382
発売元　㈱星雲社
〒112-0005 東京都文京区水道1-3-30
TEL03-3868-3275　FAX03-3868-6588
デザイン　下鳥怜奈（サイバーダイン）

印刷所　　モリモト印刷
＊定価はカバーに表示してあります。
ISBN978-4-434-23996-0　C0077